EL CEREBRO OBESO

Las claves para combatir la obesidad están en el cerebro

L. Jiménez

© 2014 Luis Jiménez

Primera edición: noviembre de 2014

Ed. 1.12

ISBN: 978-1503139305

Dedicado a mi madre, que siempre estará ahí.

ÍNDICE

INTRODUCCIÓN

Si tiene este libro entre sus manos es muy probable que usted tenga especial interés por la alimentación y por su relación con la salud. O también puede que incluso sufra algún grado de sobrepeso. En cualquiera de los casos, doy por hecho que es una persona relativamente bien informada y no creo que necesite que le suelte la típica introducción sobre la epidemia de obesidad y la importancia de la nutrición para el bienestar de las personas, porque seguramente habrá leído textos con contenidos similares en numerosas ocasiones. Y ya sabrá que, si algo tienen en común todos los países desarrollados, es el aumento desbocado del peso de sus ciudadanos.

Este es un libro que habla de todo eso, de obesidad, alimentos y salud. No es el primero que escribo, ya que en mis anteriores trabajos "Lo que dice la ciencia para adelgazar de forma fácil y saludable" y "Lo que dice la ciencia sobre dietas, obesidad y salud" abordé estos temas desde una perspectiva dietética, basada en estudios epidemiológicos y ensayos clínicos. Mi objetivo con aquellos libros era dar a conocer a cualquier persona lo que la ciencia sabe (y lo que no) sobre la nutrición y la salud, identificando la desinformación existente y explicando los patrones alimentarios más recomendables, con el objetivo de aportar una base medianamente sólida para poder tomar decisiones personales. Pero ambos libros analizaban la cuestión sobre todo centrados en un enfoque, el de los hábitos alimentarios, ya que consideré (basándome en las evidencias científicas) que la dieta habitual era uno de los factores prioritarios, si no el más relevante, para que los kilos se vayan acumulando sin remedio aparente.

Sin embargo, en este libro quiero darles a conocer una visión diferente del problema. No porque su núcleo u origen hayan cambiado, que no lo creo, ni porque la alimentación ya no sea un factor prioritario, que estoy convencido de que lo es. Pero uno de los enfoques que me parece más apasionante es el que analiza la cuestión desde la perspectiva de nuestro cerebro. Se trata de un punto de vista que estudia de forma integrada el comportamiento y el metabolismo, pero de un modo un poco diferente, desde las disciplinas de la neurobiología, la psiquiatría y la psicología. Podríamos decir que "poniéndonos las gafas" de la mente.

Es decir, en concreto, este libro pretende responder a las siguientes preguntas:

¿Por qué comemos cuando comemos?

¿Qué es lo que nos impulsa a comer demasiado?

¿Qué podemos hacer para evitarlo?

Que desde la perspectiva cerebral podríamos resumirlas en una sola:

¿Por qué a veces nuestro cerebro nos hace comer demasiado?

Para encontrar las respuestas, tendremos que avanzar paso a paso, cubriendo las etapas necesarias. En primer lugar, entendiendo el funcionamiento del cerebro, el protagonista principal que nos acompañará en este apasionante viaje, sabiendo que es una máquina increíble y también el responsable de que hagamos lo que hacemos. Y después, conociendo la estrecha relación entre órgano y la alimentación, ya que en él reside el núcleo que gestiona los deseos de comer.

Si en el campo de la dietoterapia los ensayos y estudios más fiables y rigurosos sobre la alimentación y la salud son relativamente recientes – lo cual nos obliga a esperar un tiempo para disponer de un soporte científico completo y sólido que nos permita entender y combatir la obesidad - la situación es todavía más precaria para la perspectiva neurológica y psicológica, ya que la ciencia está en una fase bastante menos madura en estas especialidades. Además, los estudios son más complejos de realizar, por razones evidentes; en un ensayo clínico sobre alimentos se puede controlar con bastante precisión la cantidad de ellos que se ingieren o la energía que se consume, por poner un ejemplo. Pero definir, medir y evaluar un comportamiento, un sentimiento, una sensación o una reacción mental es un reto bastante más complicado. De cualquier forma, las investigaciones se multiplican exponencialmente y como *aperitivo* a lo que nos traiga el futuro, creo que ya tenemos resultados que nos permiten adelantar apasionantes conclusiones e interesantes hipótesis sobre el tema.

En este libro la dinámica será similar a la de los anteriores. Avanzaremos por los diferentes capítulos, haciendo referencia al final de cada uno de ellos – para no entorpecer la lectura - a publicaciones, libros y estudios científicos que se hayan realizado sobre cada tema. En este sentido - y sobre todo pensando en aquellos que no hayan leído los libros anteriores y no estén familiarizados con los estudios médicos - quisiera explicar muy someramente los tres tipos globales de investigaciones que existen.

El más habitual es el que llamaremos "estudio observacional". Se trata de un tipo de trabajo en el que se recopila gran cantidad de información (peso, enfermedades, alimentación, hábitos, colesterol, tensión arterial, expectativa de vida, etc.) de un grupo numeroso de personas durante un periodo concreto de tiempo. Posteriormente, se analizan estadísticamente las asociaciones entre cada una de las variables, a la búsqueda de posibles correlaciones (por ejemplo, un aumento del colesterol se asocia con una mayor mortalidad). La mayor pega de este tipo de estudios es que es prácticamente imposible aislar las correlaciones directas entre dos variables concretas (en el ejemplo, colesterol y mortalidad) y deducir una causalidad (el colesterol aumenta la mortalidad), ya que a menudo existen otras variables que están influyendo y que no se han podido aislar adecuadamente (las personas que tienen más colesterol suelen ser más sedentarias, que es lo que podría aumentar la mortalidad)

El segundo tipo de estudios, los llamados "ensayos clínicos", pueden considerarse más rigurosos que los anteriores y más interesantes a la hora de sacar conclusiones clínicas. En este tipo de investigaciones se realiza una intervención o cambio concreto sobre un grupo de personas (por ejemplo, añadir un alimento, suministrar un medicamento, incluir un nuevo hábito...) y se observan las consecuencias tras un periodo de observación, preferiblemente comparándolo con un grupo de control (en el que no se realiza dicho cambio). En este caso los resultados pueden ser más fiables para deducir la causalidad de la intervención sobre las consecuencias, ya que algo se ha sido introducido "artificialmente" y puede considerarse de forma relativamente aislada. Además, se está comparando con otro grupo de referencia, en el que no ha habido intervención.

El tercer tipo son las llamadas "revisiones", que pueden considerarse *estudios de estudios*. En estos trabajos se recopilan los resultados de un conjunto de ellos (observacionales o de intervención), se analizan, se evalúan y ponderan y se sacan conclusiones. Evidentemente, normalmente una revisión de estudios de intervención obtendrá resultados más fiables que una de estudios observacionales. El tipo de revisión que se considera más riguroso es el "metaanálisis", que incluye una metodología muy estructurada en todas sus fases y realiza valoraciones cuantitativas y cualitativas de los resultados.

Para quienes no están acostumbrados a pelearse con literatura científica, podría parecer bastante sorprendente que puedan encontrarse estudios con resultados contradictorios, pero es algo habitual en disciplinas no exactas como la medicina. No hay dos personas iguales y las variables que pueden estar afectando a las personas y a los procesos del ensayo son tantas, que hacen falta numerosas investigaciones coincidentes para llegar a conclusiones que puedan extrapolarse a la generalidad. Por eso no hay que sobre dimensionar el valor de un estudio individual.

También quisiera aclararle que he seleccionado las referencias que aparecen al final de cada capítulo teniendo en cuenta un par de aspectos. En primer lugar, como evidencia de las afirmaciones que se hacen en los textos, para que pueda comprobar que no son hipótesis sin ninguna base que un servidor se ha sacado de la manga, sino propuestas y planteamientos de científicos y expertos en cada una de las materias. Y en segundo lugar, he querido facilitar la posibilidad de leer información complementaria a quien esté interesado en profundizar en alguna de las cuestiones, por ello he procurado buscar una buena cantidad de publicaciones de libre acceso, para aquellas personas que no tienen posibilidad de acceder a las revistas científicas comerciales (normalmente de pago). Si desea leer alguno de los estudios, bastará con que introduzca el título en un buscador como Google, en pocos segundos la tendrá en su pantalla. Y si no se defiende con el inglés, puede utilizar herramientas como el Google Translator, que permite hacer traducciones aceptables de forma muy rápida y gratuita.

No le entretengo más, supongo que estará expectante por conocer lo que puede aportarle esta nueva perspectiva sobre la obesidad. Le adelanto que, como se dice en la portada, es muy probable que las claves para combatirla estén en esa dirección.

Al menos, eso es lo que dice la ciencia.

PARTE 1 - CEREBRO, APETITO Y SACIEDAD

1.1 EL SUPERPROCESADOR CENTRAL

El cerebro, ese órgano con forma de nuez arrugada que ocupa la mayor parte de su cabeza y que puede llegar a acaparar la cuarta parte de toda la energía que usted consume, es el núcleo de su sistema nervioso central. Desde el punto de vista *ingenieril*, podría considerarse la unidad de control global, el equivalente a una especie de microprocesador general de un ordenador. Su función es la de controlar la actividad del resto de órganos del cuerpo basándose en la enorme cantidad de información que le llega de forma ininterrumpida, por ejemplo a través de los cinco sentidos o también – y sobre todo – mediante las señales químicas y físicas generadas como resultado de la miríada de procesos metabólicos y bioquímicos que suceden continuamente. Y la de enviar las órdenes pertinentes para que todos ellos respondan adecuadamente, asegurando que funcionan de forma coordinada.

Pero además, desde el punto de vista emocional – un punto de vista al que vamos a hacer referencia en numerosas ocasiones – el cerebro tiene un papel trascendental. Es el lugar en el que reside su esencia, su yo más íntimo, lo que algunos llaman "alma" y lo que los científicos denominan "conciencia". Siendo rigurosos podríamos decir que su cerebro es usted. O que usted es su cerebro.

El cerebro no es un privilegio exclusivamente humano, la evolución ha dotado de cerebro a prácticamente la totalidad de los animales. Exceptuando a algunos pocos invertebrados como las esponjas, medusas y estrellas de mar, este órgano, el más complejo de entre todos los existentes, parece ser un sistema muy eficaz para armonizar las diferentes partes y componentes de los seres vivos pertenecientes al reino animal. Aunque, como veremos más adelante, existen diferencias importantes entre el cerebro de diferentes especies, sus unidades básicas son siempre las mismas. Todos están formados por dos grandes grupos de células, las neuronas y las células gliales. Las primeras, las más conocidas y consideradas más importantes, se interconectan entre ellas y generan los flujos eléctricos y químicos cerebrales, como veremos con más detalle en próximas páginas. Y las segundas, las células gliales que forman un conglomerado llamado *glía*, son las que dan soporte metabólico y estructural a las primeras y, según se ha descubierto recientemente, también facilitan sus interconexiones, participando de diversas formas. Todavía queda mucho por saber sobre ellas, pero haciendo una analogía podríamos comparar las células gliales con una especie de "hormigón nutritivo" de las neuronas.

Lo que si es cierto es que el cerebro humano muestra unas cuantas características diferenciadoras respecto al de los animales. Además de presentar un tamaño excepcionalmente grande en relación a nuestro cuerpo (que cuantifica mediante la proporción cerebro-masa corporal), también presenta una distribución de neuronas y células gliales diferente. Se calcula que las segundas son unas diez veces más abundantes que las primeras, mientras que en cerebros menos "sofisticados" como los de las moscas, esta proporción se invierte.

Otra de las peculiaridades del cerebro humano es su capacidad única para expandirse durante el desarrollo. Aunque al nacer su tamaño es similar al de un chimpancé, al crecer se agrandará en mucha mayor medida, especialmente su corteza cerebral (la capa externa). Que es precisamente la zona en la que se localizan sus funciones más avanzadas y más relacionadas con la inteligencia. Y que crece de forma abrupta en la época de la vida en la que más se aprenden cosas nuevas, la niñez.

Los números del cerebro

Como ya he comentado, sus requerimientos de energía son absolutamente excepcionales. Se calcula que durante la infancia, el periodo en el que con mayor intensidad están produciéndose nuevas interconexiones y más se está desarrollando el cerebro, su consumo energético podría llegar al 40% del consumo global del cuerpo, muy por encima del 20-25% al que se mantiene durante la edad adulta. Y que, de cualquier forma, es un porcentaje muy superior al de cualquier otro animal.

Esta enorme necesidad de recursos podría ser la responsable de que la infancia humana sea tan prolongada, comparada con la de otros animales. Algunas hipótesis sugieren que el resto del cuerpo tendría que "esperar su turno" y "arreglarse" con la energía que el cerebro le deja disponible.

Otra característica única de nuestro cerebro es su enorme complejidad, debida a su gran cantidad de neuronas y que queda reflejada en los gigantescos números que lo describen. Contiene más de ochenta mil millones de neuronas y es capaz de realizar billones de sinapsis (conexiones). Para que se haga una idea de qué cifras estamos hablando, esos ochenta mil millones de neuronas que contienen un cerebro humano es una cantidad más de diez veces superior al total de personas existentes en nuestro planeta.

Sin ninguna duda, la característica más fascinante de estas células tan especiales es su capacidad de interconectarse entre ellas y de transmitir señales electroquímicas a través de estas conexiones. Su aspecto físico es también muy especial, perfectamente adaptado a esta función tan específica. Por un lado la mayor parte (aunque no todas) presentan algo parecido a un "manojo brazos", una especie de tentáculos llamados dendritas, especializados en acoplarse con otras neuronas y que pueden presentarse en cantidad muy variable y abundante. Del centro en el que se unen todas estas dendritas, el llamado soma (y que contiene en su interior el núcleo celular), parte una única fibra alargada y delgada, el axón, una especie de cable conductor de señales que puede alcanzar una longitud significativa y que puede conectarse con las dendritas de otra célula.

Esquemáticamente podríamos representar una neurona de esta forma:

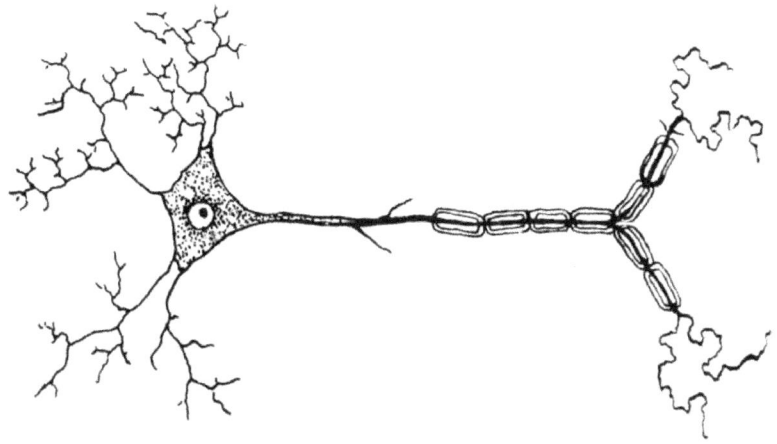

La parte que ve a la izquierda sería el soma, que contiene el núcleo celular, rodeado de dendritas. Y la de la derecha el final del axón.

Las neuronas agrupadas presentan un aspecto más parecido a esto:

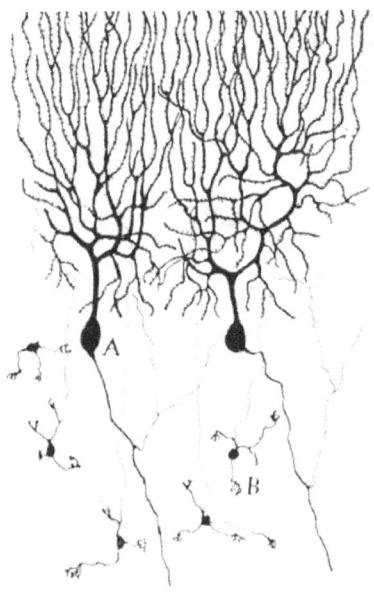

Un milagro eléctrico

Tal y como les he adelantado, las neuronas son unas células muy especiales y una de sus peculiaridades más cruciales es su sensibilidad y excitabilidad eléctrica. Debido a una distribución desigual entre iones positivos y negativos, las neuronas presentan una diferencia de carga eléctrica entre su interior y su exterior, que es fundamental para que pueda producirse la interconexión neuronal mediante el proceso llamado *sinapsis*. Una sinapsis entre dos neuronas podría simplificarse mediante la siguiente secuencia de acontecimientos bioquímicos:

1. Como respuesta a una señal eléctrica, empaquetados en vesículas y a través del extremo de su axón, la neurona puede segregar diversos compuestos químicos sintetizados a partir de precursores sencillos como los aminoácidos (por eso con frecuencia son proteínas o péptidos). Son los *neurotransmisores.*

2. Las dendritas de otra neurona tienen *receptores* específicos para cada tipo de neurotransmisor. Estos receptores suelen ser proteínas insertadas en la pared celular, que al unirse a los neurotransmisores (por ejemplo, los emitidos por la neurona anterior por el extremo de su axón), generan un movimiento de iones y, como consecuencia, un flujo de corriente eléctrica que se desplaza desde las dendritas hasta el extremo del axón. Podríamos visualizar lo que ocurre imaginando que si este flujo tiene el mismo sentido que el de las últimas sinapsis, hablamos de "excitación" (el flujo eléctrico total aumenta) y si tiene el sentido contrario, de inhibición (el flujo eléctrico total disminuye).

3. Al llegar al final del axón, el flujo eléctrico provoca la liberación de nuevos neurotransmisores por su extremo, que podrán llegar hasta las dendritas de otra neurona, iniciando el ciclo de nuevo y creando una nueva conexión.

Pero esto no es más que una simplificación de una sinapsis aislada en una sola célula. Realmente esta actividad moviliza miles de diminutas moléculas actuando como neurotransmisores y es un proceso que se replica infinidad de veces. Una neurona tiene capacidad de realizar entre 1000 y 10,000 sinapsis, creando una intrincada red con otra gran cantidad de células.

Considerando todos estos números y recordando los ochenta mil millones de neuronas disponibles en nuestro cerebro, las cifras que estamos manejando se convierten en algo simplemente inmenso. O, desde el punto de vista práctico, podríamos decir que la magnitud de lo que ocurre dentro de nuestro cerebro es tan enorme como difícil de asimilar.

Cada neurona individual está bastante especializada y realiza sinapsis excitatorias o inhibitorias con relativamente poca frecuencia, al participar en procesos neuronales muy específicos. Hablar, ver, escuchar un sonido, reconocer una cara, identificar un olor, recrearse con un sabor, mover un músculo... Esta especialización ha sido causa de ciertos mitos y malinterpretaciones sobre el cerebro, como la popular creencia de que solo utilizamos un 10% de su capacidad. Algo totalmente erróneo, ya que lo explotamos en su totalidad, aunque "por partes", al igual que hacemos con los músculos. No tiene mucho sentido utilizarlos todos simultáneamente. Esta realidad puede comprobarse simplemente observando los casos en los que se daña una pequeña zona cerebral debido a un accidente o enfermedad, que casi siempre conlleva algún tipo de consecuencia negativa en alguna función motora, cognitiva o fisiológica. Si realmente utilizáramos tan poco porcentaje de nuestro cerebro, la mayor parte de las lesiones cerebrales no tendrían ningún tipo de secuela.

El flujo electroquímico que les he descrito no ocurre solo entre neuronas, ya que éstas llegan hasta los nervios y los músculos, que se reparten por todo nuestro cuerpo. Así que este mecanismo no solo da lugar al diálogo *interneuronal*, también puede considerarse la base y el método fundamental del funcionamiento cerebral y de su comunicación y control sobre todo nuestro organismo. Es la forma con la que gobierna cada una de nuestras acciones, conscientes e inconscientes, regula nuestro cuerpo hasta el más pequeño detalle y descodifica los impulsos externos provenientes de nuestros sentidos, generando las consiguientes respuestas.

Conviene resaltar que para todo ello las neuronas trabajan en equipo, *hermanándose* en grupos locales y creando divisiones y subdivisiones en el cerebro, de forma que todas las que participan en el mismo tipo de función están próximas y se coordinan estrechamente para conseguir un flujo energético armónico y coherente.

Pero además de controlar, ordenar y coordinar cada pedacito de nuestro cuerpo, las neuronas tienen un papel que solo puede calificarse como extraordinario. Todas estas conexiones dan como resultado el más espectacular, portentoso e inexplicable de los efectos que conocemos: la percepción de la realidad. Es decir, la interpretación del entorno, la decodificación visual, la escucha y el entendimiento, el habla, la lectura, las emociones, los pensamientos, la conciencia. Lo que usted siente, reflexiona y decide. En definitiva, lo que usted "es", lo crea este infinito, microscópico y maravilloso *baile* neuronal.

No es fácil hacernos a la idea de la implicación de todas estas ideas. Estamos tan inmersos en nuestra interpretación de la realidad que no nos damos cuenta de que no es más que eso: una interpretación que hace nuestro cerebro. Por eso consideramos todo lo que nos rodea algo concreto, firme, real. Pero la ciencia cada vez nos muestra más pruebas de que la realidad es mucho más compleja y extraña de lo que podemos ni siquiera comprender. Por ejemplo, a nivel de las partículas subatómicas, en entornos de muy alta energía o en el fondo de los agujeros negros las cosas ocurren de forma tan ajena a nuestra realidad que nos es prácticamente imposible imaginarlo.

Hay un ejemplo que ilustra bastante bien todas estas implicaciones y de lo que es capaz de lograr el cerebro. Cuando usted mira a su alrededor y aprecia toda la gama de colores de las cosas que le rodean, debe saber que lo que realmente está disfrutando no es más que una ilusión. Porque los colores, por sí mismos, no existen. No son más que una artimaña cerebral que nos permite conocer el intervalo de la radiación electromagnética del espectro visible (es decir, de la luz natural o artificial) que refleja un objeto. Le llamamos "color" y seguramente la evolución facilitó que nuestros antepasados adquiriesen la capacidad de verlo para poder distinguir aspectos esenciales para la supervivencia, como por ejemplo la madurez de ciertos frutos o la toxicidad de algunos vegetales.

Otro atractivo ejemplo de cómo el cerebro decodifica objetos de nuestro entorno es la identificación de rostros, para lo cual dispone de un área específica y especializada. En el momento de escribir estas líneas, ningún sistema artificial ha sido capaz de igualar nuestra capacidad, rapidez y versatilidad para distinguir e interpretar una cara concreta entre una enorme cantidad de ellas. Lo más curioso es que no lo hace considerándola como la suma de unos cuantos elementos (ojos, boca, nariz…), sino como un todo, convirtiendo el proceso en algo emocional. Por eso "sentimos" si una cara nos resulta familiar o no y la reconocemos de inmediato si la hemos visto antes, ya que la asociamos inconscientemente con una personalidad, con una posible forma de actuar.

Probablemente el objetivo principal de esta capacidad que nos ha regalado la evolución es prever hasta qué punto podemos confiar en esa persona. A veces lo hacemos de forma acertada, otras añadiendo prejuicios poco afortunados, pero una cara nos sugiere muchas cosas, casi todas en el ámbito de las sensaciones, convirtiéndonos en precisas máquinas para su "lectura", identificación y clasificación.

Esta impresionante habilidad da lugar a sorprendentes efectos en caso de funcionamiento incorrecto. Las personas que tienen dañada esta área cerebral sufren de prosopagnosia, una dolencia que les impide *leer* un rostro, ya que lo ven únicamente como la suma de sus elementos: ojos, nariz, boca, etc. Pero no lo "reconocen", son incapaces de distinguir a una persona, aunque sea un familiar cercano, solamente mirándole a la cara. ¡Ni siquiera consiguen identificar su propio rostro!

Bien, éstos no son más que dos pequeños ejemplos para ilustrar su capacidad creativa y de interpretación. No me entienda mal, no quiero decir que la realidad no exista ni estoy aventurando que el universo y todo lo que nos rodea no es más que un engaño. No quisiera que usted mezclara todas estas ideas con algunas teorías fantásticas sobre dimensiones paralelas o mundos imaginarios basadas en creencias y mitos, que utilizan de forma poco rigurosa argumentos pseudocientíficos para autojustificarse. No hay duda de que la realidad está ahí, que las montañas que conocemos existen, que nos relacionamos con las personas de nuestro entorno, que los sonidos vibran a nuestro alrededor. Pero es importante entender que nuestra percepción de todo ello se genera en el cerebro, entrelazándolo magistralmente y creando una *gran historia* que cada uno consideramos nuestra propia realidad. Lo cierto es que si fuéramos capaces de replicar exactamente la actividad neuronal que nos genera dar un paseo por el bosque, no seríamos capaces de distinguir dicha réplica de la sensación original que se genera cuando esa actividad se realiza realmente. De hecho, lo hacemos cada noche, cuando dormimos. Los sueños no son más que flujos energéticos generados por nuestras neuronas, probablemente debidos a procesos de *almacenamiento de memoria, limpieza* o *recarga*, necesarios desde un punto de vista bioquímico. Y mientras ocurren, nos hacen vivir infinidad de experiencias llenas de detalles.

Pero que realmente solo existen en nuestro interior.

Un puzle neuronal

Desde el punto de vista funcional y estructural, podríamos decir que el cerebro es realmente una especie de puzle, cuyas unidades básicas son las neuronas, pero que también está estructurado por componentes de mayor orden, como ya he mencionado. Son grupos de células especializadas en labores concretas, las llamadas *áreas cerebrale*s.

Por ejemplo, en la parte más baja del cerebro, uniéndose a la médula espinal, está el área llamada *tronco cerebral*. Esta zona controla algunas funciones básicas y necesarias para la vida, como la respiración, los latidos del corazón o la digestión. Justo encima y ya en el interior encontramos el hipotálamo, una de las áreas que más nos va a interesar a lo largo del libro, porque gestiona aspectos como la sed, la temperatura corporal, el deseo sexual, el hambre y la saciedad. En un siguiente nivel aparecen funciones ligadas al instinto; por ejemplo en la amígdala se gestionan emociones como el miedo y la ansiedad. Y también próximo está el hipocampo, que contiene la información necesaria para el almacenamiento de la memoria a largo plazo.

El cerebro de la mayoría de los animales también presenta muchas de estas zonas funcionales o similares, pero las diferencias son apreciables cuando comparamos diversas especies y, aún mayores y realmente relevantes si se trata de clases diferentes, es decir, si por ejemplo hablamos de insectos, reptiles o mamíferos. Los últimos, con los cerebros más complejos, tienen (tenemos) más neuronas y más grupos de neuronas, que dan lugar a más áreas especializadas y que la evolución ha ido posicionando sobre las áreas más básicas (que son las que controlan los mecanismos automáticos de regulación corporal que antes hemos mencionado). Estas nuevas neuronas se han ido añadiendo en sucesivas capas externas, formando la corteza cerebral. Toda esta capa exterior también presenta zonas funcionales, en este caso llamados *lóbulos*, que también contienen neuronas que participan en procesos especializados y normalmente relacionados con procesos conscientes y más sofisticados o sutiles: interpretación visual y sonora, habla y escritura, movimientos conscientes, pensamiento abstracto, conciencia, emociones…

Otro de los mitos más conocidos y relacionados con las áreas cerebrales es el que afirma que el cerebro está dividido en dos mitades (llamados hemisferios y unidos por el cuerpo calloso), siendo una de ellas la responsable de nuestro lado racional y la otra la de nuestra faceta más emocional. El origen de este mito tiene cierta lógica, ya que anatómicamente el cerebro, en efecto, está dividido en dos partes muy simétricas. Además, en el pasado – basándose en accidentes e intervenciones neurológicas - ciertas funciones cerebrales que podían calificarse como "racionales" y "emocionales" se situaron a uno u otro lado. Sin embargo, tras el desarrollo de tecnologías que permiten la visualización más precisa de la actividad cerebral, se ha comprobado que los hemisferios y las áreas funcionales están masivamente interconectadas. Y que la clasificación de algunas funciones como "emocionales o "racionales" y su situación en uno u otro hemisferio era bastante poco rigurosa e incluso errónea.

Dado que el cerebro probablemente sea la estructura más compleja y sofisticada del universo conocido (así es considerada por muchos expertos, de acuerdo a nuestro actual conocimiento del mismo), conocer su anatomía y sus detalles de funcionamiento es una labor increíblemente ardua y que tendrá ocupados a los neurocientíficos durante mucho tiempo. Así que puede valorar todo lo que ha leído en estas páginas simplemente como unas tenues pinceladas de todo ese conocimiento, que servirán para poder entender mejor todas las ideas que veremos a continuación. Tampoco pretendemos (ni necesitamos) más por el momento.

Sin ninguna duda la neurología nos seguirá dando muchas sorpresas y aclarará buena cantidad de cuestiones que relacionan el cerebro con nuestro cuerpo y con nuestra mente. No tendremos que esperar a un futuro lejano, porque ya lo está haciendo, especialmente durante los últimos años, destapando una caja llena de apasionantes conceptos e ideas, que nos aportarán nuevas y emocionantes perspectivas de la medicina.

Y de la alimentación y la obesidad.

REFERENCIAS

Somos nuestro cerebro (Swaab, 2011)

Amygdala Responsivity to High-Level Social Information from Unseen Faces (Freeman y otros, 2014)

Response of face-selective brain regions to trustworthiness and gender of faces (Mattavelli y otros, 2012)

An Evaluation of the Left-Brain vs. Right-Brain Hypothesis with Resting State Functional Connectivity Magnetic Resonance Imaging (Nielsen y otros, 2014)

1.2 EL REGULADOR ENERGÉTICO

Volviendo a la neurología, como ya le he mencionado, en lo más profundo de nuestro cerebro, prácticamente en el mismo centro, está el hipotálamo. Un conjunto neuronal de tamaño reducido, más o menos como una cereza, pero con un rol muy relevante.

A pesar de sus modestas dimensiones, es un área muy investigada, mapeada y subdividida en varios núcleos con nombres nada fáciles de recordar: Anterior, posterior, laterales, paraventricular, lateral preóptico, supraóptico, supraquiasmático, ventromedial, arcuato... y cada uno de ellos se ha relacionado con funciones tan diversas como importantes.

Antes de continuar conociendo el hipotálamo, permítame hacer un pequeño paréntesis para hablarle de lo que es un termostato, ya que es un concepto que voy a utilizar en repetidas ocasiones.

Todos conocemos con más o menos detalle desde el punto de vista práctico para qué vale un termostato. Es un dispositivo que incluye un captador de ciertas señales (un sensor de temperatura), que al llegar a cierto valor preestablecido abre o cierra un circuito eléctrico. Lo tienen todos los refrigeradores, para poder conectar el circuito de refrigeración cuando sube la temperatura y poder así mantener el frío necesario en su interior. También cada día es más habitual en grifos y radiadores, por la comodidad y estabilidad que aporta manteniendo la temperatura del agua o del ambiente respectivamente, según los valores que hayamos fijado, en función de nuestros criterios de confort. Pues bien, lo vamos a utilizar a modo de analogía con profusión a lo largo del libro. De hecho, una de las funciones más esenciales del hipotálamo es precisamente similar a la de un termostato, ya que es responsable de mantener constante la temperatura de nuestro organismo, independientemente de la temperatura exterior. Además, se encarga de estructurar los ritmos circadianos, es decir, los periodos de sueño/vigilia que nos permiten descansar y estar activos.

Pero la función del hipotálamo que más nos interesa es la que podríamos denominar "regulador energético", porque es la que controla la ingesta de alimentos para asegurar la disponibilidad de energía en todo momento, manteniendo un equilibrio u *"homeostasis"*, como lo llaman los expertos. De la misma forma que lo hace un termostato, pero con la energía, en lugar de con la temperatura. Desde el punto de vista anatómico, los núcleos que más claramente se han relacionado con esta regulación energética y la ingesta de alimentos son los laterales, el ventromedial y el arcuato.

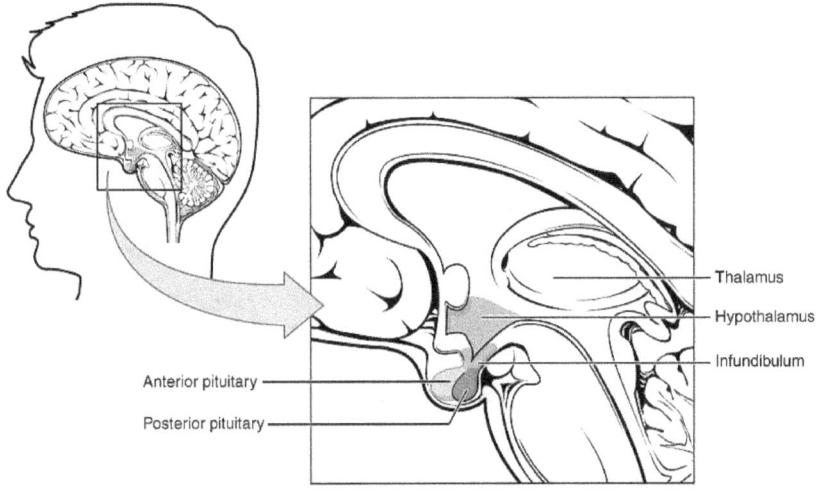

Situación del hipotálamo (Wikipedia- Anatomy & Physiology)

En efecto, esta pequeña masa de tejido es la encargada, además de otra buena cantidad de funciones, de "saber" con gran precisión *cuándo* y *cuánto* tenemos que comer, ajustando nuestros deseos de hacerlo con los requerimientos calóricos que tenga nuestro metabolismo. Es decir, actuando con la energía como un termostato lo hace con la temperatura y provocando lo que nosotros interpretamos como "apetito" (o hambre) y "saciedad"(o plenitud).

Pero aunque esta analogía del termostato nos ayude a entender su funcionalidad básica, la forma con la que el hipotálamo se asegura que comemos todo lo que necesitamos es bastante más compleja. Resulta relativamente sencillo imaginar diversas formas de medir la temperatura ambiental o la de un objeto, pero, aunque usted tenga formación científica, es probable que no le resulte nada fácil pensar en la forma de medir el consumo y las reservas energéticas de un ser vivo.

Las primeras investigaciones que relacionan esta zona del cerebro con el apetito tienen ya cierta solera, pues se realizaron hace más de medio siglo. Como suele ser habitual en este tipo de estudios, fueron lesiones en el hipotálamo de animales de laboratorio las que permitieron comprobar que se podía provocar una hiperfagia (exceso de ingesta) o una hipofagia (escasez de ingesta), en función de la zona concreta que se dañara. Debido a estos dos efectos independientes, los expertos propusieron un sistema de regulación de "doble punto", con un centro de control de la saciedad por un lado y con un centro de control del hambre por otro. Una hipótesis que se ha mantenido bastante sólida hasta la fecha y que ha sido confirmada por posteriores y más sofisticados experimentos y también por lesiones debidas a enfermedades y accidentes en cerebros humanos.

Pero es importante entender que no hablamos de un sistema que aumenta o reduce la ingesta calórica en función de una o dos señales precisas, sencillas y claras (como lo es la temperatura). Las mediciones relacionadas con el consumo energético de los seres vivos son algo mucho menos obvio. Además, hay que tener en cuenta que este mecanismo es el resultado de millones de años de evolución y mediante el que el metabolismo se asegura de algo primordial: que no falte energía. Así que es esperable que sus recursos sean muchos y variados. Y que sea muy flexible. Y, en consecuencia, muy complejo. Como realmente ocurre.

Al inicio del camino, cuando los científicos empezaban a investigar en este campo, las primeras teorías y modelos sobre la homeostasis o equilibrio de la energía eran bastante simples. Por ejemplo, uno de los que se desarrolló fue el modelo glucostático, que proponía que la concentración de glucosa en sangre era la que realizaba esta regulación.

Si era baja, el hipotálamo lo detectaría y nos empujaría a comer. Y si era elevada, a parar de hacerlo. Hoy en día sabemos que la concentración de glucosa es un indicador bastante digno para prever el inicio y final de las comidas, pero falla de forma bastante estrepitosa al intentar correlacionarlo con otros factores relevantes y con gran influencia en todo el sistema, como la grasa acumulada o el consumo energético.

Años después se propuso otro modelo, en este caso asignando a la grasa corporal - por eso se le suele llamar "modelo lipostático" - la función de generar las señales que activan o desactivan el apetito para ajustar la energía de entrada y de salida. Los estudios realizados con animales han confirmado que este modelo es más preciso que el glucostático, pero también que sigue siendo demasiado elemental.

De la boca al hipotálamo

El hecho de que el hipotálamo es responsable (al menos en una parte) de que sintamos ganas de comer o no, de provocar los impulsos que apartan de nuestra mente otros pensamientos y cuestiones y de priorizar los deseos que nos empujan a ponernos a buscar comida ha sido comprobado en multitud de estudios, de eso no hay duda. Pero ¿basándose en qué? ¿Cuál es el criterio para lanzar esas órdenes? El hecho de decidir ingerir un alimento que tenemos ante nosotros, tomar el cubierto y comerlo hasta sentirnos saciados puede parecer algo obvio y sencillo, ya que lo hacemos continuamente y sin mayores complicaciones. Pero la neurobiología que lo soporta es realmente intrincada y los procesos y señales que actúan, numerosos.

Si visualizamos todo el recorrido de los alimentos por nuestro cuerpo, podríamos empezar por las señales generadas por nuestros sentidos (vista, olfato), que captan la presencia del alimento y cuyas características son enviadas al cerebro, que las interpreta y procesa para tomar una decisión. Dada nuestra gran capacidad predictiva, ni siquiera es necesario ver u oler directamente el alimento, ya que se puede generar una señal similar al percibir algo que nos lo recuerde o con lo que lo asociemos, gracias al aprendizaje previo (como les ocurría a los perros del fisiólogo ruso Paulov, que salivaban automáticamente con solo escuchar la campana que el investigador siempre hacía sonar antes de darles de comer). Y el cerebro gestiona esa información para decidir si es momento de comer o no, si ordena a nuestros músculos el coger la cuchara o dejarlo para otra ocasión.

Una vez en la boca, captamos el olor y la textura de los alimentos mediante los sensores que tenemos en diversos lugares de su interior y de la nariz, que generan señales que son remitidas al cerebro, en este caso al lóbulo frontal, justo encima de los ojos. En esta zona, que interacciona con el hipotálamo de forma continua como veremos en futuros capítulos, se interpretan gran variedad de aromas y los posibles sabores que somos capaces de identificar. Además, junto con otras áreas, es responsable de generar la agradable sensación que sentimos cuando comemos algo que nos gusta, indicándonos que el alimento es comestible y seguramente nutritivo, mientras controla las actividades de masticación, salivado y tragado, en función de la información sobre sus propiedades físicas (tamaño, textura..) que recibe.

Justo después, durante el proceso de digestión, se generan diversas señales y flujos hormonales, que también llegan al cerebro mediante el sistema circulatorio y el sistema nervioso y que le permiten seguir teniendo bajo control la situación. Normalmente se suele pensar que el estómago es un órgano relativamente simple y bastante pasivo, al que llegan los alimentos más o menos masticados y en el que, gracias a los ácidos gástricos y las enzimas, comienza el "despiece de detalle" de lo que hayamos comido. Sin embargo, los expertos han ido comprobando que es muy activo, complejo y polivalente, estando repleto de multitud de nervios y sensores que captan y transmiten información. En concreto, muchísimas fibras nerviosas inervan la mucosa gástrica y son capaces de detectar hormonas liberadas localmente. Las hormonas son los mensajeros químicos que se intercambian diferentes partes de nuestro cuerpo para comunicarse o para influirse mutuamente. No son nada especialmente extraño ni desconocido, son moléculas relativamente sencillas sintetizadas por células especializadas que tienen diversa naturaleza. Algunas son derivados o cadenas de aminoácidos (las unidades básicas de las proteínas) y otras se crean a partir de lípidos o grasas.

El principio de este proceso de comunicación es teóricamente sencillo. Las células de una glándula situada en cierta parte de nuestro organismo pueden "enviar mensajes" segregando hormonas, que viajarán a través del sistema circulatorio y podrán llegar a cualquier otro lugar. Cuando lleguen a una zona en la que haya células con receptores sensibles a ellas, estos receptores las detectarán, se producirá "*la recepción del mensaje*" y, dependiendo del tipo de célula, provocará una respuesta o reacción concreta.

Por ejemplo, la leptina, es una hormona producida en el tejido graso y muy relacionada con los deseos de comer, ya que cuando se eleva su concentración tras realizar una comida contribuye a hacernos sentirnos saciados. Por el contrario, la grelina, de más reciente descubrimiento y segregada por glándulas presentes en la activa mucosa gástrica, tiene el efecto contrario y su segregación se asocia a una estimulación del apetito.

Tras su paso por el estómago, los alimentos se dirigen al intestino, en el que, ya reducidos a sus componentes más básicos, van siendo absorbidos a través de las paredes hasta el torrente sanguíneo. Los movimientos mecánicos de tensión y distensión generan información que se envía al cerebro, pero también, una vez más, las fibras nerviosas están muy presentes en esta etapa transmitiendo las señales químicas que, de nuevo y normalmente en forma de hormonas, se van creando. Para que se haga una idea, los investigadores han observado que en esta etapa se segrega *colecistoquinina* (CCK) en el intestino delgado, *péptido YY* (PYY) y *péptido similar al glucagón tipo 1* (GLP-1) en el intestino grueso, todas ellas consideradas supresoras del apetito.

Finalmente, los nutrientes que el proceso digestivo ha ido "seleccionando" llegan a través de la pared intestinal al sistema circulatorio y por esta "autopista" de sangre se transportan y distribuyen por todo el cuerpo y por todos los órganos. Es destacable que primeramente pasan por el hígado, una especie de *superfiltro* y *megafábrica* de compuestos, en el que ocurren una gran cantidad de procesos imprescindibles en nuestro metabolismo, en los que no profundizaremos en esta ocasión. Y, en todo momento, diferentes sensores siguen haciendo su trabajo, detectando diversos elementos como la glucosa o ciertas hormonas, que pueden haber sido segregadas por órganos como el páncreas, íntimamente relacionados con el comportamiento gástrico. Incluso el propio tejido adiposo, es decir, la grasa almacenada, es un órgano complejo y muy activo en todo este sistema. Segrega hormonas con el objetivo de mantener de algún modo su presencia y así asegurar que, en caso de necesidad, el cuerpo dispone de las reservas necesarias. La leptina es la principal de estas hormonas y tiene "hilo directo" con el cerebro y el hipotálamo.

Llegados a este punto, conviene hacer una pequeña pausa en nuestro apresurado recorrido digestivo y metabólico para aproximarnos de nuevo a la escala microscópica y conocer lo que ocurre dentro de nuestras células cuando trabajan como verdaderas factorías. Porque precisamente la "respiración" de estas maravillosas *nanomáquinas* es el mecanismo mediante el que los seres vivos somos capaces de extraer la energía de los alimentos.

Los procesos digestivos que acabamos de mencionar, mediante los ácidos y enzimas, han ido desmenuzando los alimentos y extrayendo sus componentes esenciales. En el caso de los alimentos ricos en carbohidratos, el producto que mayormente se consigue es glucosa, que se transporta a todo el cuerpo mediante el sistema circulatorio. Puede visualizar la molécula de glucosa llegando a la célula, atravesando su membrana. celular y entrando en ella, apoyándose en diversos componentes y procesos químicos para poder hacerlo. Ya en su interior, da comienzo el primer proceso de oxidación formado por varias reacciones, llamado glucólisis. Durante el mismo se generan diversos compuestos y al final se obtiene el ácido pirúvico, también conocido como piruvato.

El piruvato es el primer protagonista y puede introducirse en la mitocondria celular, el *horno* en el que se está fraguando este pequeño milagro, y volver a oxidarse para dar lugar a otra molécula, la acetil coenzima A (o acetil-CoA). Este va a ser el segundo protagonista, así que no lo pierda de vista.

Por otro lado, los ácidos grasos se transportan igualmente por todo el cuerpo mediante el sistema circulatorio (por ejemplo provenientes de la grasa dietética o del tejido adiposo) y también son capaces de llegar hasta las células. Tras introducirse en ellas mediante transportadores específicos, son igualmente oxidados (en una reacción llamada *beta oxidación*), produciendo de nuevo, entre otras cosas, moléculas de acetil CoA.

Y en este punto da comienzo la fase final, otra secuencia de reacciones llamada *Ciclo de Krebs* o *Ciclo del Ácido Cítrico*. Tanto el piruvato como la acetil CoA "alimentan" y actúan como combustible durante las primeras etapas de esta compleja serie, que finaliza con dos productos finales: dióxido de carbono (CO_2) y agua.

El resumen final y esquema global de todos estos procesos podríamos describirlo con la siguiente imagen:

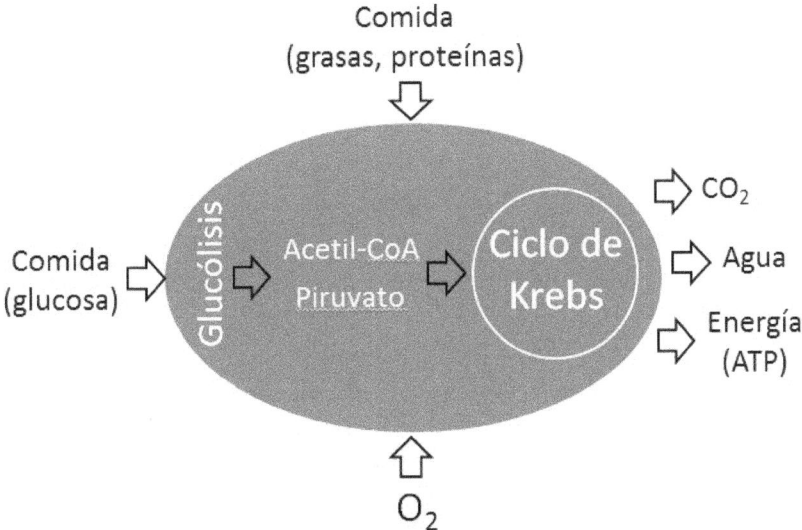

¿Y dónde está la energía?

Resulta que durante varias de las reacciones y etapas citadas (glucólisis, Ciclo de Krebs…) se han ido generando numerosos compuestos intermedios. Y una de estas moléculas es la que se considera como la unidad de energía química fundamental. Se trata del trifosfato de adenosina, más conocida como ATP. Esta molécula es inestable en agua (algunos enlaces de sus átomos son más débiles que los que forman con el agua), así que se convierte con relativa facilidad (por hidrólisis) en otra molécula, el difosfato de adenosina o ADP. Y cuando esto ocurre, genera una significativa cantidad de energía. Esta energía química podría considerarse la chispa de la vida, porque es la que hace que la célula "funcione" y la que se puede utilizar para impulsar casi cualquier otra reacción química que se produzca en la actividad normal de nuestro cuerpo.

Por lo tanto, podríamos decir que gran parte de lo que ocurre en nuestro interior, en cada una de las pequeñas unidades de las que estamos formados, es química movida por los impulsos vitales obtenidos de la hidrólisis de moléculas de ATP, que a su vez han sido sintetizadas en la mitocondria celular a partir de diversos componentes de los alimentos.

Maravilloso, ¿no le parece?

Pero, ¿y si no hay un abastecimiento perfecto y continuo de glucosa?¿Qué pasará con las células, especialmente con aquellas que solo son capaces de funcionar con esta molécula? ¿Y si resulta totalmente imposible conseguir alimentos con carbohidratos? Lo cierto es que lo visto hasta ahora está centrado sobre todo en el metabolismo de la glucosa pero, como podría esperarse, nuestro cuerpo tiene varios mecanismos y planes alternativos para no jugársela a una sola carta.

Veamos cada uno de ellos:

1. Complemento primero, glucógeno, el almacén de glucosa: Como hemos visto, la glucosa se extrae de los alimentos ricos en carbohidratos en el proceso de digestión y posteriormente se absorbe hasta el torrente sanguíneo por las paredes del intestino, distribuyéndose así por todo el cuerpo. Por lo tanto, su concentración plasmática (en sangre) puede variar de forma importante, en función del tiempo que haya pasado desde la comida y del uso que hayamos hecho de ella. Afortunadamente, también tiene la capacidad de almacenarse en otros lugares. Sobre todo en el hígado y en los músculos, estructurándose en forma de cadenas ramificadas, que se conocen con el nombre de glucógeno. Este recurso es especialmente útil para asegurar un flujo constante y uniforme de glucosa y una disponibilidad inmediata de energía, ya que el glucógeno actúa como buffer o regulador, al que nuestro metabolismo recurre continuamente.

2. Complemento segundo, gluconeogénesis, la obtención de glucosa a partir de proteínas: Además de poder conseguirla directamente a partir de los alimentos ricos en carbohidratos, nuestro cuerpo tiene una fuente paralela de generación de la glucosa, ya que debe asegurar su disponibilidad para algunas células, que la necesitan obligatoriamente. Pues bien, tanto la glucosa como el glucógeno también pueden sintetizarse en varias etapas y reacciones a partir de los aminoácidos de las proteínas (tomadas por ejemplo de los tejidos o de los músculos), en un proceso llamado gluconeogénesis. En el pasado se pensaba que éste era un mecanismo excepcional, prácticamente "de emergencia", pero ahora se sabe que está en funcionamiento en todo momento. Aunque es cierto que alcanza una especial utilidad e intensidad cuando no hay aporte de glucosa externo, si el glucógeno de reserva se agota o si hace falta un aporte extra de energía (por ejemplo, al seguir una dieta baja en carbohidratos, hacer ayuno o practicar cantidad muy elevada de ejercicio).

3. Complemento tercero, acetil-CoA en lugar de glucosa: Si finalmente la glucosa plasmática y el glucógeno se consumen totalmente y no existe un aporte externo para su recarga (aunque recuerde que siempre está la gluconeogénesis disponible, trabajando para abastecer a aquellas células que necesitan glucosa de forma especial), nuestro metabolismo cambia su estrategia global para la obtención de energía y pone en funcionamiento una especie de "plan B", lo que algunos expertos llaman "cetosis nutricional". Partiendo de los ácidos grasos (por ejemplo, provenientes de la dieta o de la grasa acumulada) se crea el mismo compuesto que anteriormente tras la glucólisis, la molécula de acetil-CoA. Este compuesto puede utilizarse para producir los llamados cuerpos cetónicos (en concreto el beta-hidroxibutirato y acetoacetato), los cuales se dispersan mediante el torrente sanguíneo. Y al llegar a las células, tras diversas reacciones, vuelven a convertirse en acetil-CoA. Como ya hemos visto anteriormente, esta molécula sirve de combustible para alimentar el Ciclo de Krebs y todas sus reacciones de generación de energía (ATP).

Bien ¿y hay más fuentes de energía?

Pues sí, hay algunas más, aunque su utilización, en general, suele ser menos frecuente. Nuestro metabolismo también puede conseguir energía a partir del alcohol etílico (sí, el etanol, el de bebidas como el vino o la cerveza) o de la fructosa, mediante diferentes procesos de oxidación pero llegando a los mismos protagonistas. Por ejemplo el etanol se oxida a acetaldehído y después a ácido acético, para finalizar como acetil–CoA. Y la fructosa se puede convertir en glucógeno o en triglicéridos (ácidos grasos) en las células del hígado.

Entiendo que si no está familiarizado con estos principios y este lenguaje, no es fácil asimilar todas estas ideas. Tampoco son imprescindibles para seguir leyendo el libro, pero creo se merecían unas pocas páginas ya que comprendiendo el metabolismo celular energético de la glucosa, los lípidos y los tres mecanismos energéticos complementarios se puede tener una imagen bastante precisa de cómo obtenemos energía de los alimentos.

Pero ¿cuándo atraviesan las moléculas de glucosa o los ácidos grasos la membrana celular y se produce su oxidación? ¿En qué cantidad cada uno de ellos? ¿Cómo se prioriza el uso estructural de las proteínas o su participación en la nucleogénesis? ¿Cómo se decide si los ácidos grasos se almacenan u oxidan? ¿Cómo se mantienen las concentraciones adecuadas de glucosa o ácidos grasos en la sangre? ¿Cómo se selecciona el uso del glucógeno muscular o de la glucosa plasmática? Evidentemente, además de la perspectiva microscópica-celular, hay que considerar la perspectiva más amplia y global del metabolismo en general que hemos descrito someramente en páginas anteriores. Todo está modulado, regulado y controlado por una gran cantidad de subsistemas y componentes esenciales (sistema endocrino, sistema digestivo, cerebro...), formando todos ellos una intrincada y en parte aún desconocida red de sistemas interrelacionados y redundantes.

De cualquier forma, una vez más, he de recordarle que toda esta descripción es una simplificación. El conocimiento científico sobre el recorrido de los alimentos y la obtención de la energía que he resumido sería perfectamente capaz de llenar gran cantidad de volúmenes académicos.

Y, estando como estoy inmerso en esta espiral de síntesis y volviendo a centrarnos en el tema principal del libro, voy a permitirme la licencia de resumir aún más la conexión de toda esta actividad metabólica con el control del cerebro, en concreto el hipotálamo, con la siguiente frase, que probablemente podrá almacenar con facilidad en su memoria:

"Las neuronas del hipotálamo reciben señales e información de nuestra memoria, de los sentidos (imágenes, olores, sabores), de los órganos, de los procesos digestivos y de los procesos metabólicos para la obtención de la energía, a través de "mensajeros" (como las hormonas) que recorren nuestro cuerpo".

Bien, y ¿cómo se interpreta toda esa información? ¿Cómo *leen* las neuronas hipotalámicas toda esa inmensa cantidad de señales creadas al comer, digerir y metabolizar?

Como hemos visto hace tan solo unas páginas, las células neuronales disponen en sus dendritas de unos receptores específicos, que son una especie de sensores capaces de reaccionar cuando interaccionan con elementos concretos. Ocurre igualmente con el resto de neuronas repartidas por el sistema nervioso, nuestro cuerpo está repleto de miles de millones de sensores dendríticos, que no paran de recibir señales. Tanto en sus innumerables ramificaciones del sistema nervioso, que llegan hasta cualquier rincón, como en las propias células cerebrales, a las que algunas moléculas pueden llegar directamente tras recorrer el cuerpo por el sistema circulatorio y atravesar la barrera que aísla y mantiene el cerebro protegido.

Pues bien, el receptor que está incrustado en la pared de las dendritas de la célula reacciona ante la presencia de la hormona a la que es sensible. Como consecuencia de esta reacción, se produce una respuesta bioquímica y un movimiento de iones, que a su vez genera la diferencia de potencial eléctrico. Esta diferencia de potencial se traslada hasta el extremo del axón, que libera nuevos neurotransmisores. Así se crea el flujo energético neuronal, que se distribuye e intercambia entre diferentes neuronas en toda la zona funcional, en este caso el hipotálamo.

Aunque estas explicaciones llenas de bioquímica y electricidad le suenen algo técnicas, le aseguro que el efecto final de este titilar electroquímico le es muy familiar. Usted lo percibirá como esa inquietante sensación de hambre que le acucia a media mañana. O la conocida plenitud que parece nacer del estómago tras una comida copiosa.

Esta doble posibilidad (hambre-saciedad) tiene su explicación en la existencia en el hipotálamo, especialmente en el núcleo arcuato, de dos tipos de neuronas. Las llamadas NPY/AgRP, que nos hacen sentir apetito cuando se activan, y las POMC, que nos generan una sensación de saciedad. Ambas deben su extraño nombre a las moléculas precursoras del neurotransmisor principal que sintetizan y para el que son más sensibles (porque tienen más receptores), la *Proteína R-Agouti* y la *Proopiomelanocortina*, respectivamente (aunque según los estudios más recientes, estas neuronas también pueden activarse por el efecto de otros elementos y hormonas específicas, como por ejemplo el neuropéptido Y).

Para que pueda entenderlo mejor, podríamos decir que las neuronas NPY/AgRP son como interruptores que le hacen sentir hambre cuando se "conectan" y las POMC, por el contrario, en dicha "posición" le generan saciedad. De forma que todo se reduce a una "guerra" de interruptores, en la que el ganador será el responsable de hacer que se sienta hambriento o saciado.

Como puede observar, incluso esta simplificada versión de la realidad de la homeostasis energética es bastante más complicada que lo que se proponía en los modelos glucostático o lipostático. Pero la realidad es que el hipotálamo, ese modesto pedazo de tejido neuronal, está siendo bombardeado continuamente por multitud de elementos bioquímicos relacionados con la alimentación, que excitan o inhiben cada una de sus neuronas NPY/AgRP y POMC.

Y la suma final de todo ello es su sensación de apetito.

Como le decía hace unas páginas, la evolución y millones de años han llegado a estabilizar este sistema tan complejo, haciéndolo realmente poderoso y redundante, es decir, con múltiples soluciones y procesos para resolver una cuestión, de forma que si falla uno de ellos, otros se asegurarán de que se sigue manteniendo el equilibrio y el suministro de energía, la homeostasis energética. Porque le recuerdo que sin energía, no hay vida.

Pero entonces, ¿por qué existe la obesidad? ¿Qué está fallando en este regulador energético tan redundante y que ha sido eficaz durante millones de años? ¿O acaso está equivocado todo el planteamiento?

Por lo visto, no o al menos, no en su totalidad. Muchas de las propuestas y teorías que acabo de resumirle se han confirmado con bastante solidez en cuidadosas investigaciones, realizadas tanto con animales como con humanos. Pero al parecer esta perspectiva homeostática o hipotalámica no es suficiente. Todo indica que es necesario añadirle más conceptos para poder tener una *fotografía* completa de la situación.

Una nueva perspectiva en la que, de nuevo, el cerebro tiene un papel enormemente relevante.

REFERENCIAS:

Taste, olfactory and food texture reward processing in the brain and obesity (Rolls, 2011)

Taste, olfactory and food texture reward processing in the brain and the control of appetite (Rolls, 2012)

Neurotransmitter in key neurons of the hypothalamus that regulate feeding behavior and body weight (Meister, 2007)

Neuroscience: Dissecting appetite (Trivedi, 2014)

The brain, appetite and obesity (Berthoud y otros, 2008)

Obesity and Appetite Control (Keisuke y otros , 2012)

The hypothalamic arcuate nucleus and the control of peripheral substrates (Amado y otros, 2014)

Hypothalamic control of adipose tissue (Stefanidis y otros, 2014)

The interaction between nutrition and the brain and its consequences for body weight gain and metabolism (la Fleur y otros, 2014)

Genes and the hypothalamic control of metabolism in humans (Volckmar y otros, 2014)

Peptides and food intake (Sobrino Crespo y otros, 2014)

Neuroendocrine regulation of appetitive ingestive behavior (Rhinehart y otros, 2013)

Neuroendocrine control of food intake (Valassi, 2007)

Neuronal control of energy homeostasis (Gao y otros, 2007)

When do we eat? Ingestive behavior, survival, and reproductive success (Schneider y otros, 2013)

The role of gut hormones and the hypothalamus in appetite regulation. (Suzuki y otros, 2010)

The NPY/AgRP neuron and energy homeostasis (Morton y otros, 2001)

1.3 EL COMER NOS DA PLACER

Comparados con las tiendas de hace unas décadas, los supermercados actuales ofrecen una enorme cantidad y diversidad de productos alimenticios, capaces de satisfacer no solo las necesidades nutricionales de cualquiera, sino también los caprichos más insospechados o sofisticados que puedan tener los paladares más exquisitos.

Este exceso de productos contrasta llamativamente con la escasez de empresas que son responsables de su producción. Como veremos con más detalle en posteriores capítulos, la mayor parte de la fabricación de alimentos de todo el planeta se concentra en un puñado de gigantescas y conocidas corporaciones. Uno de los principios fundamentales sobre los que operan todas estas grandes compañías es la de la orientación al cliente, es decir, la incorporación de los deseos y los gustos del potencial comprador en todas las operaciones de fabricación, especialmente en las de desarrollo, para así poder ofrecerle los productos que más aprecia. Con el objetivo de maximizar las ventas y los beneficios, claro, que es la razón de ser de su existencia.

Sabedores de la relevancia de ello, estas empresas dedican muchos recursos a sus procesos de creación de nuevos productos (o a la renovación o mejora de los productos ya existentes), con equipos internacionales de cientos e incluso miles de personas, muy capacitadas y experimentadas en tareas de I+D. Todo ello después se refuerza con el marketing y la publicidad, por supuesto, ya que son las herramientas básicas con las que hoy en día se pone algo en el mercado y se consigue vender.

Como podrán suponer, para cada una de estas empresas el proceso de creación de un producto "interesante" (normalmente en términos de rentabilidad) no es nada sencillo. Los responsables, antes de empezar, deben tener en cuenta una gran cantidad de factores previos y, obviamente, las estrategias globales que les marca la empresa. Estas estrategias se establecen con el objetivo de ayudar a los técnicos a ser más certeros en sus propuestas, ya que tienen en cuenta la información relevante, recopilada y priorizada por expertos especializados, que han identificado las tendencias de consumo presentes y futuras. Entre ellas, suelen estar las recomendaciones dietéticas de entidades oficiales, las preferencias y tendencias en sabores, los componentes con "buena fama" y "mala fama", su relación con aspectos medioambientales, etc.

Considerando todo ello, los desarrolladores se meten en sus laboratorios (que a fin de cuentas, son cocinas avanzadas, un poco más tecnológicas que la de su casa), teniendo también en mente otros factores, como el coste y accesibilidad de la materia prima y la posterior necesidad de optimización de los procesos industriales de fabricación. Y siempre siendo estrictamente rigurosos con los aspectos de seguridad alimentaria (las grandes empresas en esto son incluso obsesivas, ya que se juegan mucho si cometen algún error en este sentido), van elaborando el producto que tienen en mente, hasta llegar a los prototipos finales.

Evidentemente, una empresa alimentaria de referencia procura intentar minimizar la posibilidad de que un nuevo lanzamiento fracase, ya que supone una importante pérdida de dinero. Por eso, antes de poner un producto en el mercado, lo somete a una gran cantidad de filtros y pruebas, entre los que se incluye el contraste con otros expertos, con especialistas en marketing y, sobre todo, con quienes van a ser los potenciales compradores: los clientes.

En efecto, durante el largo y trabajoso proceso de creación, los paneles de consumidores intermedios y finales, tanto generalistas como especializados, realizan valoraciones en todos los ámbitos importantes: precio, formato... y sobre todo y de forma especial, características organolépticas. Que es la forma en la que los expertos denominan a las propiedades que nuestros sentidos asignan a un alimento: aspecto, color, sabor, aroma, *flavor* (la mezcla de aroma y sabor), retrogusto, etc. Estas características son evaluadas asignando diversas puntuaciones de acuerdo a ciertas escalas de medición y son, al final del proceso, la última y más importante valoración que se hace del alimento.

Como resultado, se obtiene una *percepción hedónica* final. O dicho con un lenguaje más sencillo, un valor de *cuánto les gusta el producto* a los potenciales clientes. Si el resto de variables se considera dentro del rango adecuado, este valor hedónico final es el que puede decidir si la empresa sigue apostando por él y lo lanza definitivamente al mercado.

La importancia de la percepción hedónica de los consumidores no debería sorprendernos, después de todo, son ellos los que comprarán el producto o no, dependiendo de cuánto les guste (insisto, dando por hecho que las mencionadas cuestiones relativas a precio y otras variables de influencia están superadas).

En definitiva, la industria fabrica lo que nos gusta. Y nosotros nos lo comemos. Porque tenemos hambre… o quizás no.

Placer y salud

Pero toda esta estrategia no es exclusiva del sector de la alimentación. Todas las empresas competitivas y punteras hacen lo mismo, fabricar cosas que las personas deseen comprar. Los fabricantes de vehículos ofrecen coches en una gran gama de precios y que aportan sensaciones de conducción poderosas y posibilidad de transmitir un estatus. Los de teléfonos móviles, terminales que permiten gran cantidad de tareas y sencillos de manejar. Los de ropa, prendas asequibles y con una enorme diversidad de diseño y acabados. Es decir, artículos con características que *gustan* a sus compradores. ¿Por qué debería ser diferente la industria alimentaria?

Pero claro, los automóviles, los teléfonos móviles o la ropa de diseño no son artículos absolutamente necesarios, ni mucho menos. Ni solemos asociarlos con nuestra salud. Conducir un coche averiado o con un mediocre sistema de seguridad puede matarnos; manipular un aparato electrónico defectuoso herirnos gravemente; y fabricar ropa barata puede dañar el medio ambiente. Pero son riesgos relativamente aislados y con efectos sobre la salud no demasiado probables o poco directos, que controlamos con reglamentación muy específica y que se ha ido estableciendo a lo largo de los años. Los coches tienen sistemas de seguridad que han permitido reducir drásticamente la mortalidad en los accidentes; los dispositivos que funcionan con electricidad cumplen normativa muy estricta, que minimiza la posibilidad de electrocutarse o provocar un incendio; los países desarrollados han ido exigiendo a todo tipo de empresas productivas que controlen y reduzcan sus residuos y dispongan de sistemas de gestión medioambiental.

Sin embargo, necesitamos alimentarnos para poder sobrevivir. Así que tenemos que comer a diario e ingerir alimentos, muchos de ellos fabricados mediante complejos procesos de transformación. Y si algo falla, los posibles riesgos son mucho más reales, cercanos y extensos que en el caso de otro tipo de productos. Los alimentos que tomamos a diario influyen de forma directa y poderosa en nuestra salud. Por un lado, pueden contener componentes tóxicos o peligrosos, pero en esto, como ya he dicho, se ha trabajado bastante bien durante las últimas décadas y la industria es especialmente escrupulosa. La mayor parte de estos compuestos indeseables están identificados y existe gran cantidad de reglamentación que obliga a controlarlos y mantenerlos por debajo de niveles de seguridad bastante conservadores. Así que se podría afirmar sin temor a equivocarse que comemos alimentos más seguros que nunca.

Pero cuando se habla de salud y alimentación, no solo hay que contemplar la seguridad alimentaria. Hay otras perspectivas que, hasta la fecha, han permitido a los fabricantes de alimentos moverse casi con total libertad, sin directrices que limiten sus desarrollos. Me refiero al concepto de lo que debería ser una "alimentación saludable".

Permítame explicarle la diferencia.

Un alimento seguro no necesariamente tiene por qué ser un alimento saludable. El problema es que el primer término, la seguridad, se centra sobre todo en una perspectiva toxicológica, es decir, en los posibles efectos negativos a corto plazo, normalmente calculados mediante experimentos y ensayos realizados sobre modelos animales. Es un método bastante eficaz para identificar elementos que provocan daños significativos en periodos de tiempo relativamente cortos. Pero la dieta es algo que seguimos durante toda la vida, cuya influencia a muy largo plazo es evidente.

Es cierto que hemos podido comprobar que la llamada "dieta occidental" es segura y minimiza las intoxicaciones alimentarias. Pero, viendo la realidad actual y los estudios epidemiológicos más recientes, parece que ayuda más bien poco a llegar a la vejez con la mejor salud posible, sin sufrir de forma masiva enfermedades crónicas como la obesidad y la diabetes.

O dicho de otra forma: no es todo lo saludable que podría ser.

Lamentablemente, en la actualidad la responsabilidad principal a la hora de elegir una dieta saludable se considera algo totalmente personal. Los mensajes de *"no hay alimentos buenos o malos"* y *"lo importante es el patrón alimentario, no los alimentos individuales"*, están profundamente arraigados y se repiten una y otra vez, así que la única obligación que tienen los fabricantes al respecto podría venir de la mano de las posibles preferencias y tendencias que el propio consumidor pueda exigirle a la hora de elegir los productos que compra, de acuerdo a su educación alimentaria. Pero como veremos en capítulos posteriores, la educación en esta área tiene muy pocas posibilidades de imponerse ante la artillería pesada del marketing alimentario.

Al leer este último párrafo quizás le hayan venido a la mente las etiquetas de información nutricional y los llamados "semáforos nutricionales", mediante los que podemos conocer la composición de algunos nutrientes. ¿Acaso no aportan información sobre lo saludable que es un alimento? En un primer momento podríamos pensar que sí, que dicha información puede ser útil para que el consumidor pueda evaluar lo saludable que es, especialmente identificando la cantidad de nutrientes que supuestamente es recomendable reducir o controlar. Pero la realidad es bien diferente. Algunas investigaciones recientes están poniendo en duda la rigurosidad de algunas de esas recomendaciones de reducción históricas, como por ejemplo la de las grasas o las proteínas. Y otras indican que la utilidad real de toda esta información es prácticamente nula entre la mayor parte de las personas. Vamos, que la valoración de lo saludable de un alimento basándose en el "nutricionismo" no está sirviendo para mucho.

Todas estas ideas cobran especial relevancia cuando somos conscientes de la cantidad de alimentos altamente procesados que comemos, profundamente transformados respecto a sus materias primas originales, cuya relación con la salud a largo plazo no conocemos. En países de occidente un porcentaje muy importante de la dieta habitual se basa en este tipo de productos e incluso supera a los productos frescos, con proporciones que alcanzan hasta el 60% de las calorías totales. Son productos accesibles, teóricamente seguros a corto plazo, pero muchos de ellos han sido fabricados con una directriz primordial: maximizar la respuesta sensorial y aportar una sensación muy gratificante.

Por lo tanto, situando en el centro de nuestras prioridades la salud de las personas a largo plazo, es prioritario encontrar respuestas a algunas preguntas fundamentales. ¿El placer que aporta un alimento fabricado con tecnología humana, probablemente superior al que suele aportar un alimento fresco o natural, puede tener alguna influencia en los hábitos alimentarios y la salud? ¿Podría estar relacionado con la epidemia de enfermedades crónicas asociadas a la obesidad? ¿Incluso podría ser un factor determinante en las razones por las que comemos? ¿Y es razonable dejar que el sector de los alimentos se autorregule en este aspecto, en función de las necesidades y expectativas que le vayan transmitiendo los clientes mediante sus hábitos de compra?

Para encontrar todas estas respuestas, creo que primero debemos profundizar un poco más en cómo "vive" nuestro cerebro ese placer o satisfacción desde su perspectiva neurológica y conocer mejor lo que algunos llaman "alimentación hedónica", que complementaría a la "alimentación homeostática" que acabamos de ver.

El sistema de recompensa cerebral

En 2013 expertos de la Universidad de Alabama diseñaron una herramienta de evaluación que sirve para ilustrar hasta qué punto las razones por las que comemos van más allá que la adquisición de energía. Se trata de la "Palatable Eating Motives Scale" (*Escala de motivos de alimentación palatable*), un cuestionario que pretende recopilar las razones y motivos más habituales que nos impulsan a llevarnos a la boca esos productos por los que sentimos especial atracción. Los autores querían saber la respuesta focalizada en los alimentos que normalmente se suelen considerar más deseados y satisfactorios, en concreto se centraron en los siguientes: Dulces (chocolate, bollos, galletas, caramelos, helados...), aperitivos de bolsa (patatas chip, *crackers*, etc.), comida rápida (hamburguesas, pizza, ultracongelados fritos, patatas fritas...) y bebidas azucaradas (refrescos, zumos, batidos...)

El cuestionario incluía una lista con los motivos para comer más frecuentes identificados, para que los pacientes pudieran señalar los suyos. Eran los siguientes:

1. Para olvidar las preocupaciones

2. Porque tus amigos quieren que los comas

3. Porque te ayudan a disfrutar más de una fiesta

4. Porque te ayudan cuando te sientes deprimido o nervioso

5. Para ser sociable

6. Para animarte cuando estás de mal humor

7. Porque te gusta la sensación

8. Para que otros no te hagan bromas porque no los comes

9. Porque es emocionante

10. Para conseguir sensaciones de deseo

11. Porque hace que las reuniones sociales sean más divertidas

12. Para sentirte integrado en el grupo

13. Porque te aporta sensaciones de placer

14. Porque mejora las fiestas y celebraciones

15. Porque te aporta autoconfianza y seguridad en ti mismo

16. Para celebrar ocasiones especiales con los amigos

17. Para olvidar problemas

18. Porque es divertido

19. Para agradar

20. Para no sentirte excluido

Esta lista, en la que no aparece ni una sola razón relacionada con el equilibrio energético ni con la necesidad de nutrirse, les permitió ratificar que con enorme frecuencia muchos de nosotros decidimos comer por razones emocionales, sociales y psicológicas. Una perspectiva que queda muy alejada de los macronutrientes o el contaje bruto de calorías. Y sin ningún género de dudas, el responsable de esta estrecha relación entre el acto de comer y las emociones es nuestro cerebro, el dispositivo sobre el que recae la gestión de ambos aspectos, la alimentación y los sentimientos.

Como veíamos en el capítulo anterior al conocer la homeostasis energética, el hipotálamo responde a multitud de hormonas y otras señales, para asegurar un suministro de energía suficiente. Pero si usted tiene que disputar a diario su particular guerra con el exceso de apetito y le toca lidiar con las múltiples tentaciones alimenticias que le rodean para mantener a raya el sobrepeso (con más o menos éxito), todo lo que allí hemos explicado puede que le haya sonado bastante lejano y teórico. Cuando piensa en su cuerpo - tal vez no tan perfecto como le gustaría y quizás con exceso de grasa acumulada - puede que le cueste imaginarlo como una maquinaria perfecta, similar a esa especie de *regulador energético* múltiple del que hablábamos, preciso y redundante. Todos esos sensores y receptores captando señales y enviándolas al hipotálamo, para que éste las descodifique y module su sensación de saciedad, pueden ser parte del *diseño original*, de los *planos teóricos* consecuencia de millones de años de evolución. Pero para algunos más bien podría calificarse como una utopía idílica, porque hay algo que no cuadra. Si ese termostato energético funcionara adecuadamente, no comeríamos sin necesitarlo y no existiría la obesidad.

Desde el punto de vista de la vivencia personal, de las percepciones y de las sensaciones que sentimos de forma consciente, la cuestión también parece bastante alejada de esa regulación tan automática, tan inconsciente. Para todos nosotros el comer es algo mucho menos simple que el respirar, por compararlo con otro proceso en el que se introducen elementos externos en nuestro cuerpo y que después se incorporan a nuestro metabolismo. La sensación de falta de aire es claramente identificable y tiene fácil solución y alivio inmediato: una profunda bocanada. Y a nadie sano le apetece hiperventilarse sin ton ni son; nadie se sienta a disfrutar y compartir unas respiraciones junto con unos familiares; nadie se cita con los amigos de vez en cuando para respirar y recordar viejos tiempos; nadie busca consuelo ni se desahoga dedicándose a dar unas cuantas bocanadas de aire fresco.

Piense en esos croissants recién hechos que se toma los fines de semana para desayunar. En los bombones de chocolate que guarda en el cajón más profundo del armario de salón y que de vez en cuando asalta. En su pizza preferida, que sería capaz de comer de una sentada aunque fuera de tamaño familiar. Es evidente que con todos esos alimentos muchas personas disfrutamos de una forma muy especial, aunque después podamos llegar a sentirnos culpables si los hemos ingerido en exceso.

La clave de las diferencias entre lo que sentimos al comer y entre lo que sentimos al respirar está de nuevo en nuestro cerebro. Porque el comer, además de nutrientes y energía, nos da *placer*.

Reconociendo el protagonismo del hipotálamo en las tareas de controlar el flujo de energía que entra y que sale de nuestro cuerpo, atendiendo la multitud de señales diferentes que le llegan y modulando nuestras sensaciones de apetito y saciedad más básicas, los expertos saben desde hace tiempo que no es la única área cerebral involucrada. Hay más protagonistas controlando lo que comemos. Investigaciones realizadas con modelos animales y también con personas, indican que desde que olemos un guiso hasta que lo digerimos, ocurren muchas cosas y se suceden diversas reacciones y respuestas cerebrales, en zonas más allá del hipotálamo. Las modernas técnicas de visualización neurológica han permitido confirmar estas ideas y nos han dado información del relevante papel que juega en los comportamientos alimentarios un concepto esencial: la *recompensa cerebral (brain reward* en inglés*)*.

Cuando los científicos hablan de la recompensa cerebral se refieren a la sensación de placer o de motivación positiva que es percibida como consecuencia de una acción. Seguramente es una poderosa herramienta que la evolución ha incorporado en los seres vivos para impulsarnos a que nos comportemos de cierta forma, que resulta ventajosa para su supervivencia y que se basa en algo muy básico y sencillo pero también muy eficaz como elemento de persuasión: ofrecer una sensación positiva como recompensa a algún comportamiento. Lo que los psicólogos llaman "refuerzo positivo".

El ejemplo más evidente de comprender es el placer sexual, sin duda un recurso muy convincente y eficaz para impulsarnos a practicar la cópula y asegurar la reproducción. Sobra explicar cómo sentimos atracción sexual, cómo nos gusta observar a los individuos que nos atraen y cómo nos recompensa el cerebro cuando practicamos sexo.

Pero el sistema de recompensa va bastante más allá del hecho de sentir un orgasmo, tiene muchos matices y realmente no es una sola cosa. De hecho, desde el punto de vista científico no tiene una definición exacta. A veces incluso los propios expertos mezclan los términos *recompensa, placer* o *motivación* y creo que todavía queda trabajo por hacer para llegar a un consenso riguroso sobre el tema. Estos conceptos pueden parecernos bastante diferenciados desde el punto de vista de nuestra percepción subjetiva - solemos hablar de *felicidad, disfrute o satisfacción* - pero no son nada fáciles de concretar siguiendo criterios más objetivos y neurológicos.

Tampoco pretendo extenderme en esta cuestión, ya que para nuestro recorrido divulgativo no necesitamos ser extremadamente precisos en este aspecto, así que, como resumen, podemos considerar que nuestro cerebro nos ofrece una variedad de sensaciones placenteras que suelen considerarse como diferentes versiones o componentes de lo que es la recompensa. El mencionado orgasmo, lo que sentimos al recibir el amor de un ser querido o al ser testigos de una espectacular puesta de sol es un buen ejemplo del nivel de sofisticación a la que pueden llegar nuestras neuronas en este tema. Y también una buena comida, claro. Las zonas cerebrales involucradas en estas sensaciones asociadas a la recompensa son varias y están interconectadas, formando el llamado *circuito de recompensa*. En el ámbito de la alimentación, la mayor parte de estas áreas están en la parte inferior-delantera de nuestro cerebro, cerca del hipotálamo.

Estas son sus funciones, de forma breve y resumida:

La corteza orbitofrontal y la amígdala codifican la información relacionada con el valor de la recompensa de los alimentos. La ínsula procesa información relacionada con el sabor de los alimentos y su valoración hedónica. El núcleo accumbens y dorsal estriado, que reciben señales desde el área tegmental ventral y la sustancia negra, regulan las propiedades motivacionales y de incentivos de los alimentos. El hipotálamo lateral puede regular las respuestas gratificantes (lo que los hace apetecibles) y lidera la motivación que nos empuja a la búsqueda de los mismos.

Como puede observar, el circuito de recompensa es complejo (también sus nombres los son, como es habitual en neurología) y forma un sistema con interrelaciones intrincadas y cuyo funcionamiento todavía no conocemos en su totalidad. Si las observamos al microscopio comprobaremos que estas zonas cerebrales, al igual que el resto, están compuestas por neuronas, que en este caso mayoritariamente utilizan como neurotransmisor la dopamina. Que será protagonista de las siguientes páginas, ya que tiene un papel muy relevante en la recompensa cerebral y sus consecuencias.

Conviene aclarar que cuando un alimento nos gusta especialmente y nos produce una sensación de placer, en el entorno académico se suele decir que se trata de un alimento de *elevada palatabilidad*, aunque lo cierto es que no existe demasiada bibliografía científica respecto a qué alimentos e ingredientes aislados activan más o menos estas zonas o son más o menos palatables. Se han realizado experimentos aislados, más centrados en la investigación neurobiológica que en la componente nutricional, por lo que lo que sabemos sobre ello es bastante genérico. Existe bastante consenso en que el azúcar y la grasa son los componentes que en mayor medida aumentan esta característica en los alimentos, aunque como bien sabe cualquier cocinero experimentado o investigador de la industria alimentaria, otros ingredientes y texturas estratégicamente utilizados también pueden conseguir resultados destacables.

Investigaciones recientes que han llegado a comparar el efecto de las grasas respecto al del azúcar muestran una respuesta bastante más acusada del circuito de recompensa a los alimentos dulces. Una respuesta que además crece en la medida que aumenta la cantidad de este componente, cuanto más azúcar, más placer. Sin embargo, en el caso de la grasa, una vez que se alcanza cierta cantidad o porcentaje en la composición parece que se llega a una especie de techo, ya que no aporta más placer, por mucha grasa que se siga añadiendo.

Pero, además de la composición, hay otras variables que afectan a la palatabilidad. Por ejemplo, el historial alimentario de cada persona es de gran importancia. Los alimentos que se hayan consumido anteriormente con mayor frecuencia influyen en las preferencias y en la palatabilidad percibida.

La recompensa, la toma de decisiones y la dopamina.

Hemos visto que los alimentos que nos aportan placer activan de forma especial nuestro circuito de recompensa, el cual funciona mediante neuronas. Es decir, que además de para conseguir energía, comemos porque nos gusta. Pero todavía no hemos abordado un momento esencial, un punto crítico de todo el proceso. Me refiero a la toma de decisión y al mecanismo neurológico correspondiente, es decir, lo que ocurre en nuestras neuronas cuando nos sentimos impulsados a empezar a mover los músculos, a levantarnos hasta la nevera y a tomar un alimento concreto. Una acción, que repetida con cierta frecuencia, se convierte en un hábito. Y cuando se investiga sobre los hábitos humanos, incluidos los alimentarios, entramos en una de las cuestiones más complicadas de resolver, las razones que subyacen a dicho hábito. Pero es una tarea fundamental si queremos llegar al origen del problema.

Pues vamos a ello.

Hemos visto que los neurotransmisores son las moléculas mediante las que se transmite la información de una neurona a otra. Es decir, su actividad tiene como consecuencia la activación de unos receptores, que provocan una diferencia de potencial en la célula y que da lugar al flujo eléctrico neuronal. Como usted ya sabe a estas alturas, esta es, de forma simplificada y resumida, la base de la actividad cerebral.

Pues bien, llamamos *neuronas dopaminérgicas* a las que se activan y generan este flujo utilizando como neurotransmisor principalmente la dopamina. Y, como estará deduciendo, las células que forman parte del circuito de recompensa son en gran medida de este tipo, activadas mayormente por la dopamina.

La importancia de la dopamina en la recompensa cerebral fue descubierta por James Olds y Peter Milner en la década de los 50. Observaron que las ratas acudían una y otra vez al lugar en el que se les aplicaba una pequeña corriente eléctrica mediante un electrodo implantado en el cerebro. Esta reacción les impulsó a deducir que esa pequeña descarga generaba placer en los animales. Como otros científicos comprobaron más tarde, lo que dicha descarga estaba provocando era la segregación de dopamina.

Posteriormente, el neurocientífico de la universidad de Cambridge Wolfram Schultz ha sido uno de los expertos que más ha aportado al conocimiento sobre la relación entre la dopamina y la recompensa. Sus primeros experimentos con monos los realizó en los años 70 y 80 y descubrió aspectos muy relevantes sobre este neurotransmisor. Conocer con un poco más de detalle los experimentos de Schultz nos puede servir para entender mejor las interesantes implicaciones de sus investigaciones.

Uno de sus experimentos más conocidos seguía esta sencilla secuencia: En primer lugar Schulz producía un sonido claramente audible. Y posteriormente, unos segundos después, vertía en la boca de los animales zumo de manzana. En todo momento monitorizaba su actividad cerebral mediante unos electrodos insertados en el cerebro. El neurocientífico observó que al principio las neuronas dopaminérgicas se activaban únicamente después de que los monos recibieran el zumo, provocando la sensación de recompensa consiguiente. Sin embargo, tras un tiempo repitiendo la misma operación, las mismas neuronas iniciaban su actividad antes de que llegara el zumo, al escuchar el animal el sonido previo. Es decir, que entraban en funcionamiento "adivinando" la recompensa, sin esperar a que esta se produjese como consecuencia de las correspondientes señales sensoriales en boca y olfato. O, dicho de otra forma, tenían un comportamiento "predictivo", ya que no solo se activaban al comer, sino también al predecir que el animal iba a comer.

¿Y qué tienen que ver todos estos experimentos con la toma de decisiones que nos empuja a comer un alimento muy sabroso?

Pues mucho. Como estamos hablando de neuronas, que son las células que forman el cerebro, este fenómeno predictivo tiene su efecto sensorial en la realidad que perciben los monos… y en la de los seres humanos, claro. En concreto, la segregación previa de dopamina y la actividad de las neuronas correspondientes crea un estado emocional determinado, que probablemente conozca muy bien: usted se siente expectante de una recompensa y motivado, muy motivado para la búsqueda de la misma. Siente deseos de conseguirla a toda costa. Y los siente porque esa segregación de dopamina previa y la actividad neuronal que provoca son, en el lenguaje bioquímico del cerebro, sinónimo de *"quiero hacer lo que haga falta para conseguir la recompensa real"*. Usted lo interpreta (y siente) así, en los términos de su entorno y realidad.

Cuando finalmente coma el alimento que tanto ha "excitado" a sus neuronas, la dopamina volverá a segregarse y usted sentirá satisfacción. Pero si, por el contrario, finalmente la ingesta no llega a producirse y deja a su circuito dopaminérgico "con las ganas", la dopamina predictiva dejará de segregarse y su cerebro lo interpretará de una forma también muy familiar: la incómoda y desagradable sensación de frustración.

Como puede deducir, la dopamina tiene un importantísimo papel en la toma de decisiones y también, desde una perspectiva más global, en el correcto funcionamiento neuronal. Por eso durante las últimas décadas ha sido profusamente investigada, dada su amplia y profunda relevancia en la actividad cerebral y su relación con diversas enfermedades neurológicas como el Alzheimer. Aunque nuevos estudios han encontrado que también otros neurotransmisores están relacionados con el circuito de recompensa, tales como los opioides y la serotonina, todavía los resultados deben concretarse con más trabajos. Pero el peso de la actividad de la dopamina en muchas áreas cerebrales relacionadas con aspectos emocionales, y especialmente con dicho circuito, es muy claro y conocido.

Por qué comemos

Todo lo que ha podido leer en los párrafos anteriores se refiere a la toma de decisiones desde un punto de vista bioquímico y neuronal, que podría asociarse a reacciones instintivas generadas por señales primarias bastante básicas, pero ¿acaso todas las decisiones son de ese tipo? ¿Dónde quedan las que se toman tras una profunda reflexión?

Aunque los humanos creemos que somos racionales y capaces de evaluar bastante objetivamente los pros y contras de una situación antes de tomar una decisión concreta, lo cierto es que desde el punto de vista neurológico la cosa no parece tan clara. Por lo que han ido concluyendo experimentos e investigaciones recientes, muy a menudo, más que el análisis y el razonamiento lógico, es la perspectiva emocional la que finalmente nos impulsa a inclinarnos por una u otra opción. De hecho, en muchas ocasiones puede considerarse que el proceso de reflexión prácticamente es una justificación de la decisión que ya ha sido tomada de forma intuitiva e inconsciente. El estudio de daños cerebrales también lo confirma. Las personas que han sufrido algún deterioro cerebral que trastorne su actividad dopaminérgica, tienen problemas para sentir emociones como el miedo, la ansiedad o la angustia, y también para tomar decisiones. Hay gran cantidad de casos documentados en los que pacientes de este tipo presentan capacidades analíticas y lógicas intactas, pero que son incapaces de llevar una vida mínimamente normal porque les resulta prácticamente imposible tomar una sencilla decisión, que para cualquier otra persona sería algo casi inmediato.

Algunos investigadores han llegado a conclusiones sorprendentes en el ámbito de la toma de decisiones mediante experimentos simples y claros. Por ejemplo, proponiendo al sujeto investigado que tome decisiones simples, del tipo *"me tomo un zumo de naranja o de manzana"*. O cualquier otra alternativa cotidiana, muy similar a las que se toma cuando decidimos comer o no, cuando preferimos comer una cosa en lugar de otra. Pues bien, simplemente visualizando la actividad del cerebro los científicos consiguen adivinar el resultado de las decisiones, antes de que conscientemente sean tomadas por los sujetos. Así es, ha leído bien. Basta con monitorizar la actividad cerebral para prever cual va ser la decisión tomada. ¡Incluso antes que la propia persona que la está tomando lo haga!

Estas revolucionarias y controvertidas investigaciones, además de poner sobre la mesa importantes cuestiones relacionadas con el libre albedrío, nos confirman una vez más que a menudo la decisión de comer tiene poco de racional y mucho de automática, instintiva y emocional. Pero entonces, podemos volver a hacernos la misma pregunta: ¿no existe la fuerza de voluntad? ¿A dónde se ha ido nuestro raciocinio, que es lo que sobre todo nos distingue del resto de los animales? ¿Cómo encajan en todos estos planteamientos nuestras profundas reflexiones basadas en la lógica sobre si debemos o no comer un alimento?

No se preocupe, su capacidad de razonamiento sigue ahí y también está en su cerebro. La planificación a largo plazo y el análisis reflexivo se conducen desde la corteza prefrontal, una fina capa de neuronas situada en la parte anterior de la cabeza, justo encima de los ojos, a la altura de la frente. Comparando esta zona de la cabeza con la de nuestros antepasados prehistóricos, es la zona que se aprecia "más evolucionada", siendo especialmente abultada en los cráneos más modernos y cada vez más hundida según retrocedemos en el árbol evolutivo. Neurológicamente está conectada a una gran cantidad de otras áreas y es la que puede dar respuesta a sus preguntas, ya que tiene la capacidad de resolver y analizar cuestiones complejas. Esta interconexión es el equivalente a imaginar que está "consultando" el contenido de dichas áreas, tales como las relacionadas con la memoria, que contienen una enorme cantidad de información almacenada. En función del conocimiento y las experiencias previas, en definitiva, de la dimensión y precisión de "archivo de datos" que tengamos sobre un tema, esa interconexión se traslada en una mayor o menor capacidad para realizar ese análisis profundo.

¿Y cómo se coordina o entrelaza lo que hace la corteza prefrontral con todo lo que hemos visto anteriormente y que involucra a las neuronas dopaminérgicas y el circuito de recompensa? Vamos a intentar ilustrarlo con un ejemplo sencillo, centrado en la temática del libro.

Imaginemos que acude a un restaurante tipo buffet y frente a usted tiene dos primeros platos sobre los que tiene que decidir. El primero lo componen unos sabrosos macarrones al horno, bañados en una apetecible salsa de carne y tomate y regados de abundante queso rallado. El otro se trata de una variada, colorida y fresca ensalada. Profusamente aliñada, eso sí. Usted mira uno y mira el otro. Varias veces. Y reflexiona brevemente. O al menos eso cree estar haciendo.

Según algunos estudios, realmente bastaría con analizar el tiempo que dedica a visualizar uno u otro plato para adivinar cuál va a ser su decisión. Es una pista bastante fiable, ya que inconscientemente se les suele dedicar más tiempo a los alimentos que asociamos con sensaciones hedónicas más gratificantes.

De cualquier forma, su cerebro se pone en marcha e inicia el proceso de toma de decisiones. Por un lado, en función del tiempo que haya pasado desde su última comida y de las necesidades energéticas que pueda tener, sus neuronas hipotalámicas empezarán a lanzar señales para elegir la opción más o menos calórica. Por otro, las áreas relacionadas con la recompensa se activarán también de forma significativa, adelantándose a las posibles sensaciones de placer que pueda sentir por cada una de las opciones, especialmente en el caso de los macarrones y los intensos sabores que prometen sus ingredientes. Si alguno de ellos no le gusta o le desagrada, quizás también se active la ínsula, un área cerebral encargada de enviar señales de inhibición.

En tercer lugar, simultáneamente a todo lo anterior, también se activará la corteza prefrontal, recabando información de otras áreas e interconectándose con ellas, especialmente las relacionadas con la memoria, analizando y valorando pros y contras, contrastándolo todo con su educación nutricional, sus objetivos personales, sus ideales y principios.

Energía, deseos, razón. Necesidad, placer, lógica. Tres perspectivas, tres puntos de vista chocando y solapándose entre las interconexiones neuronales de su cerebro. Si su cuerpo necesita urgentemente energía, en el hipotálamo las neuronas orexigénicas (las que provocan apetito) estarán en plena ebullición y le impulsarán a elegir el plato más calórico. Si su circuito de recompensa se siente especialmente atraído por las sensaciones que le produce un gran plato de pasta, rebosará de dopamina para erigirse vencedor. Por el contrario, si sus convicciones nutricionales son muy poderosas o su médico le ha restringido ese tipo de alimentos por un problema grave de salud, hará de tripas corazón y su corteza prefrontal batallará con valentía.

Y finalmente, usted se inclinará por una opción y su decisión será firme. Macarrones o ensalada, en función de quien "gane" esta batalla bioquímica.

Si pudiéramos visualizar la actividad cerebral en ese momento, probablemente veríamos que el área que se activa con más intensidad es la ganadora y la que, de nuevo interconectándose con otras áreas, envía las "órdenes" correspondientes, para que se produzca la cascada de señales que moviliza todo su organismo. Y que, finalmente, le hará extender el brazo y elegir ese primer plato.

Resulta especialmente sorprendente cómo nuestro cerebro resuelve este toma y daca neuronal, sea cual sea el resultado final. Si el raciocinio se impone, usted será capaz de obviar los avisos que probablemente seguirán enviando el hipotálamo y las áreas del circuito de recompensa e inclinarse por la ensalada. Pero si "el instinto" es finalmente el vencedor, el placer se impondrá sobre la prudencia y la pasta se erigirá como la elegida. La corteza prefrontal, la precursora de la razón humana, quedará en entredicho. Pero no se preocupe, porque su cerebro sabe cómo solucionar esta discrepancia. Los investigadores han observado que también en ese caso se mantiene con una actividad importante, aunque realizando tareas diferentes: se dedica a buscar razonamientos que justifiquen la decisión tomada por su "rival", el instinto. Podríamos decir que es una "argumentación a posteriori". Volviendo a nuestro ejemplo, si usted ha elegido la pasta, probablemente su corteza prefrontal creará argumentos que expliquen esta decisión (*"solo es un día, necesito energía porque me siento sin fuerzas, hoy he tenido un mal día y preciso de algo que me lo compense..."*) y que le parecerán muy convincentes

Este fenómeno de autojustificación es sobradamente conocido y estudiado en psicología. Usted también lo habrá visto con frecuencia, al escuchar algunos razonamientos peculiares en temas especialmente viscerales, como la política, la religión o las relaciones sentimentales. El principal objetivo de este mecanismo es reducir la llamada "disonancia cognitiva". Dado que nuestro cerebro necesita reducir sus tensiones y controversias internas para poder seguir funcionando con normalidad, todos tenemos una enorme tendencia inconsciente a utilizar los razonamientos y la lógica en una dirección concreta: la de mantener ideas previas o decisiones ya tomadas, en lugar de mantenernos abiertos y "vírgenes" a nuevas perspectivas.

Cerebro y obesidad

Bien, en esta primera parte del libro hemos conocido someramente cómo funciona el cerebro y sus unidades básicas, las neuronas. Además, hemos indagado con mayor detalle en cómo controla y gestiona nuestra ingesta de alimentos, desde dos perspectivas diferentes: por un lado la relacionada con la homeostasis energética y por otro la asociada a las sensaciones hedónicas, aquellas relacionadas con la satisfacción y el placer.

Llegados a este punto, creo que ya tenemos un marco teórico sobre el que empezar a hablar de obesidad. Porque, aunque no hemos dejado el tema de la alimentación en ningún momento, todavía no hemos abordado la cuestión principal (y que seguramente le ha empujado a adquirir este libro). La epidemia de sobrepeso.

En los siguientes capítulos vamos a enfrentarnos a ella, cara a cara, pero de nuevo con un protagonista principal que no suele ser habitual en este tipo de batallas.

El cerebro.

REFERENCIAS

Profiling motives behind hedonic eating. Preliminary validation of the Palatable Eating Motives Scale (Burgess y otros, 2013)

Consumption of ultra-processed foods and likely impact on human health. Evidence from Canada (Moubarac y otros, 2014)

Hedonic and incentive signals for body weight control (Egecioglu y otros, 2011)

Relative ability of fat and sugar tastes to activate reward, gustatory, and somatosensory regions (Stice y otros, 2013)

Ghrelin and Dopamine: New Insights on the Peripheral Regulation of Appetite (Abizaid, 2009)

The Roles of Dopamine and Serotonin in Decision Making: Evidence from Pharmacological Experiments in Humans (Rogers, 2011)

Time of conscious intention to act in relation to onset of cerebral activity (readiness-potential). The unconscious initiation of a freely voluntary act (Libet y otros, 1983)

Unconscious determinants of free decisions in the human brain (Haynes y otros, 2008)

Reward mechanisms in obesity: new insights and future directions (Kenny, 2011)

Relation of obesity to consummatory and anticipatory food reward (Styce y otros, 2009)

Energy regulatory signals and food reward (Figlewizc y otros, 2010)

Appetite control and energy balance regulation in the modern world: reward-driven brain overrides repletion signals (Zheng y otros, 2011)

Liking vs. wanting food; importance for human appetite control and weight regulation (Finalyson, 2007)

Decision making and the brain: Neurologist view (Pirtosek, 2009)

Elaborated Intrusion Theory: A Cognitive-Emotional Theory of Food Craving (May y otros, 2012)

Methylphenidate decreases fat and carbohydrate intake in obese teenagers (Danilovich y otros, 2014)

Dopamine Modulates the Neural Representation of Subjective Value of Food in Hungry Subjects (2014)

The presence of real food usurps hypothetical health value judgment in overweight people (2016)

PARTE 2 - UN CEREBRO DESAJUSTADO

Como le comentaba en la introducción, doy por hecho que usted conoce el problema mundial de la obesidad. Los medios de comunicación masivos suelen hacerse eco de su creciente evolución y las campañas para combatirla se suceden una tras otra, país tras país. Campañas que suelen diluirse en el tiempo ante la indiferencia de los ciudadanos y sin resultados significativos.

Aunque el desarrollo económico ofrece innumerables ventajas, poco a poco estamos descubriendo que también conlleva algunos inconvenientes asociados. Y el sobrepeso es uno de ellos. Parece una especie de efecto secundario de la riqueza que se repite en todo el planeta y que hasta el momento hemos sido incapaces de neutralizar. Más bien al contrario, su avance es imparable y está llegando a niveles realmente preocupantes, disparando los gastos sanitarios, empeorando la calidad de vida - sobre todo en edades avanzadas - e incluso podría estar poniendo en peligro el aumento sostenido de la esperanza de vida que ha disfrutado la humanidad durante las últimas décadas.

Lo cierto es que esta gran prevalencia de la obesidad es un fenómeno históricamente muy reciente y sin precedentes. Empezó a crecer a gran velocidad en occidente (con Estados Unidos a la cabeza) hace unas pocas décadas, a partir de los años setenta, en paralelo a ese desarrollo económico que las naciones menos afortunadas anhelan. Y, con gran impotencia, hemos sido testigos de cómo se ha desplegado inexorable, superando todos los obstáculos que hemos intentado ponerle en el camino.

El sobrepeso ha llegado a todos los rincones, ha alcanzado a todos los segmentos de población, a cualquier estrato social y está afectando a todos los tramos de edad, desde los más mayores hasta los más pequeños, sin ningún tipo de excepción.

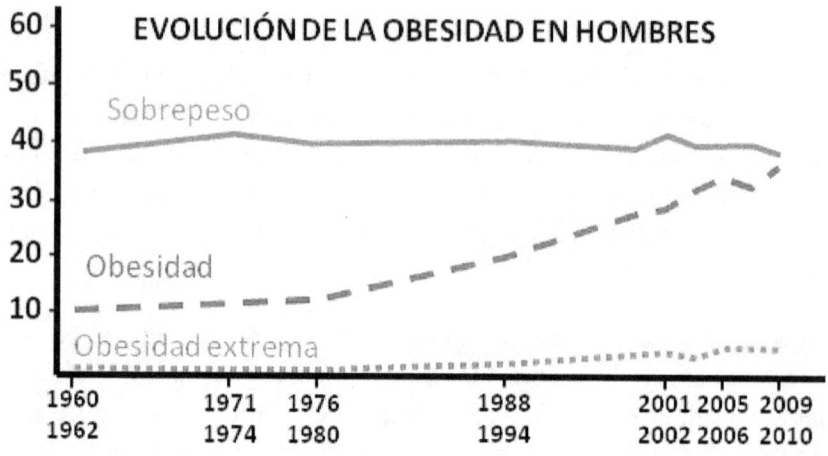

Evolución obesidad en EEUU, datos de *Centre for Disease Control*

Durante muchos años se ha pensado que la solución a esta epidemia de obesidad es sencilla: Si comemos más de lo que necesitamos, lo que hay que hacer para combatirla es gastar más energía (más actividad física) y reducir la ingesta calórica.

Es algo tan obvio… como inútil.

Evidentemente, comemos más de lo que necesitamos y comiendo menos solucionaríamos el problema. Pero por alguna razón, no podemos comer menos; cada vez comemos más.

Tras muchos años gastando cantidades ingentes de dinero en la difusión de estas recomendaciones, mediante campañas y educación nutricional, no se han obtenido resultados de ningún tipo.

¿Cuál es la razón de esta obsesión moderna por los excesos alimentarios? ¿Acaso, como se suele insinuar desde algunos ámbitos, nos hemos vuelto glotones y perezosos? ¿Es todo cuestión de fuerza de voluntad, o mejor dicho, de falta de la misma?

Algunos creen que solo es cuestión de tomar la decisión adecuada (comer menos y gastar más) y ser firme en su cumplimiento. De hecho, como veremos en próximos capítulos, muchos piensan que las personas obesas tienen menos fuerza de voluntad y que no son capaces de tomar la decisión que les conviene con el rigor suficiente. Vamos, que si están gordos, es por su culpa. Pero este, de nuevo, es un pensamiento cargado de prejuicios y vacío de evidencias que lo soporten. ¿Acaso las personas de hace unas décadas tenían más fuerza de voluntad y sentido de la responsabilidad?

Todos estos argumentos son tan simplistas como inútiles. La naturaleza humana no ha cambiado de forma significativa en unas pocas décadas, nuestros genes son los mismos y nuestra fisiología también. Sin embargo, si algo ha cambiado de forma radical es el entorno en el que nos desenvolvemos y los alimentos que consumimos. Y parece evidente que eso afecta a nuestra fisiología y a nuestro metabolismo, pero también, y de forma muy profunda, a nuestro cerebro. Que es el que, a fin de cuentas, toma la decisión final: Comer o no comer.

Dejando a un lado los prejuicios y los argumentos culpabilizadores, de lo que no hay duda es que, en efecto, las personas obesas toman con demasiada frecuencia una decisión que en ocasiones no es "energéticamente necesaria", la de comer. Podríamos decir que su cerebro y sus neuronas lo hacen, ya que la toma de decisiones ocurre en ese lugar.

Vamos a analizar estas cuestiones con mayor profundidad en las siguientes páginas y también a buscar las razones de todo ello, recordando con frecuencia esas dos perspectivas de alimentación que hemos conocido, por un lado la asociada a la homeostasis energética y por otro la que podríamos considerar más hedónica o relacionada con sensaciones y deseos.

2.1 CUANDO EL TERMOSTATO FALLA

Tal y como hemos visto en el primer capítulo, las neuronas del hipotálamo actúan como una especie de interruptores, generando la sensación de saciedad o de apetito en función de los mensajes que les llegan en diversas etapas del proceso digestivo. Normalmente estos mensajes se generan ante la presencia de ciertas hormonas y otras señales del sistema digestivo, que son detectadas por los correspondientes receptores neuronales.

Aunque hasta hace no demasiado conocíamos una cantidad limitada de estas hormonas, la endocrinología moderna es especialmente productiva hallando nuevos péptidos que modulan de alguna forma todas estas señales y que tienen algún tipo de influencia en el efecto final. Ya que la presencia o no de hormonas juega un papel tan relevante en la regulación energética y el apetito, es lógico que los investigadores lleven años estudiándolas en nuestro cuerpo y comparando su concentración en personas con peso normal respecto a la de personas obesas, especialmente justo después de cada comida. Y los resultados indican con claridad que hay importantes diferencias.

Aunque siempre resulta asombroso ver cómo en la naturaleza se consigue llegar a un funcionamiento equilibrado en un ser vivo, ensamblando y coordinando engranajes tan dispares y numerosos, hay ocasiones en las que todo este complejo sistema no funciona como debería. Como es el caso cuando aparece la obesidad.

Veamos un ejemplo concreto, el de la insulina, una hormona especialmente relevante porque es una de las piezas fundamentales en el metabolismo de la glucosa, la fuente de energía más habitual con la que nuestro cuerpo suele tratar.

Carbohidratos y glucosa

Después de tomar un alimento rico en carbohidratos digestibles (por ejemplo pan, cereales, galletas, arroz o pasta), nuestro sistema digestivo, con la acción del ácido y de las enzimas, lo va descomponiendo en sus unidades más básicas, principalmente moléculas de glucosa. Estas moléculas son absorbidas en las diversas fases del proceso hasta el torrente sanguíneo, medio por el que posteriormente se reparten por todo el cuerpo, para que puedan utilizarse como fuente de energía para los músculos y tejidos, así como para el cerebro.

El metabolismo de la glucosa es uno de los más conocidos y estudiados debido a su protagonismo en la homeostasis energética. Pero su interés no solo reside en su capacidad para aportarnos energía, también por su relación con algunas enfermedades como la diabetes. Aunque la presencia de glucosa en la sangre es algo normal y necesario, su exceso es tremendamente peligroso, como bien saben las personas diabéticas, que precisamente sufren de una incapacidad para poder controlar adecuadamente su concentración. Demasiada glucosa en sangre de forma crónica suele acarrear numerosos problemas de salud e incluso en casos extremos podría llevar a la muerte. Por ello, la evolución nos ha dotado de un poderoso mecanismo para mantenerla bajo control, un polipéptido llamado insulina. Esta hormona, generada por las llamadas *células beta* del páncreas, regula continuamente la retirada de la glucosa de la sangre y facilita su almacenamiento en los músculos y otros tejidos, evitando que llegue a concentraciones que puedan ser dañinas.

Además de esta importante función, la insulina participa en numerosos procesos fisiológicos, algunos de ellos también relacionados con el almacenamiento energético: por ejemplo, la síntesis de lípidos y utilización de las grasas como fuente de energía, por citar uno importante. Es decir, que analizando todas sus funciones en el marco de ese complejo *regulador energético* del que estamos hablando, podría considerarse que el papel fundamental de esta hormona es el de ayudar a nuestro metabolismo a almacenar y acumular debidamente la energía.

Y además de todas estas cuestiones metabólicas, también se podría añadir que la concentración de glucosa en sangre es una de las señales que utiliza el cerebro para gestionar la saciedad. A mayor concentración, lo normal es que nos sintamos más repletos.

Y ahora veamos los problemas.

En numerosos estudios se ha observado que un gran porcentaje de personas con sobrepeso presentan alteraciones en una parte de este sistema teórico respecto al de las personas delgadas. En concreto suelen tener concentraciones anormalmente altas de insulina en sangre, sobre todo después de las comidas. Este fenómeno se conoce como *hiperinsulinemia* y se considera uno de los factores clave para diagnosticar el síndrome metabólico, una de las dolencias con más prevalencia en las sociedades modernas.

Pero ¿a qué se debe la hiperinsulinemia? ¿Hay mucha insulina porque también hay demasiada glucosa en sangre (por ejemplo, por haber comido muchos carbohidratos de rápida absorción) y es necesaria para su adecuada gestión? ¿Acaso por alguna razón se produce algún malfuncionamiento del páncreas y sobreproduce esta hormona?

Los científicos saben que la presencia excesiva de insulina suele venir precedida y acompañada de una especie de *insensibilización* a la misma. Al parecer, los receptores que la detectan no funcionan como deberían y su eficacia se va reduciendo progresivamente a lo largo de los años. Por lo que, según pasa el tiempo, va siendo necesaria más cantidad de insulina para conseguir gestionar la misma cantidad de glucosa. Esta situación es conocida como *resistencia a la insulina*. Como veremos en posteriores capítulos, el origen primordial de la resistencia a la insulina sigue sin estar demasiado claro y es fuente de bastante controversia científica, aunque hay consenso en la idea de que la propia obesidad la agrava. Y todo parece indicar que es un conjunto de factores el responsable de su desarrollo.

Además de que desde el punto de vista metabólico la hiperinsulnemia, (es decir, la elevada concentración de insulina) facilita el almacenamiento de grasa, algo bastante poco favorable si hablamos de obesidad, desde la perspectiva del apetito y la saciedad la cuestión tampoco es demasiado buena. Permítame explicarme.

Fíjese en la secuencia de acontecimientos que está ocurriendo:

1. Se comen alimentos ricos en carbohidratos de rápida absorción

2. Se digieren y estos carbohidratos llegan a la sangre en forma de glucosa.

3. Al existir resistencia a la insulina, la concentración de insulina en sangre debe ser mayor de lo normal y se dispara (hiperinsulinemia), para poder "hacerse cargo" de toda la glucosa.

4. Este exceso de insulina acaba dando lugar a un posterior bajonazo de glucosa.

Como he comentado anteriormente, los niveles elevados de glucosa activan la sensación de saciedad del cerebro, algo que ocurre aproximadamente media hora después de comenzar a comer. Pero posteriormente, entre una y dos horas después de la comida, llega el efecto contrario, el bajonazo de glucosa debido al exceso de insulina. Y una concentración baja de glucosa suele dar lugar al efecto contrario, una activación del apetito y una sensación bastante familiar para muchas personas con sobrepeso: el deseo de volver a comer más carbohidratos, a pesar de que todavía en el estómago sigan sintiendo una sensación de plenitud.

Para continuar, profundicemos un poco en las relaciones entre la glucosa y el cerebro, especialmente considerando la presencia crónica de esos bruscos altibajos.

El cerebro utiliza habitualmente la glucosa como combustible, la cual puede obtener de diversos modos. Si se sigue una dieta alta en carbohidratos, la fuente preferente es la glucosa del flujo sanguíneo, ya que está presente de forma abundante. Para poder utilizarla, la glucosa debe atravesar la llamada "barrera hematoencefálica" (*blood brain barrier o BBB*), una separación existente entre el sistema circulatorio y el cerebro y sus fluidos. Esta barrera, cuya función principal (muy importante) es la de mantener unas condiciones adecuadas en el entorno cerebral, tiene una permeabilidad muy selectiva. La forma que tiene la glucosa de atravesarla es llegando a un punto de saturación, es decir, al superar cierta concentración. Y llegará a las neuronas mediante una proteína que actúa como transportador bioquímico específico, el llamado *Glucose Transporter 1 o GLUT1*. Si las neuronas están muy activas y requieren de más combustible, mandarán las señales químicas correspondientes a su entorno, de esta forma se generarán más proteínas-transportadoras GLUT1 que capturarán más glucosa a través de la barrera hematoencefálica, para su inmediata utilización.

Bonito mecanismo, ¿verdad?

Pues es un reloj que no siempre funciona como debería. A veces se estropea o desajusta debido a la presencia de la resistencia a la insulina. En esta situación los receptores de esta hormona tienen reducida su sensibilidad y, por lo tanto, los existentes en las neuronas no la detectan como deberían. En consecuencia, el delicado equilibrio bioquímico del cerebro para la obtención de la energía en las cantidades necesarias a partir de la glucosa puede verse afectado y no funcionar correctamente. O, dicho de forma más sencilla y evidente, resulta que los procesos implicados en la aportación de combustible al órgano más importante de nuestro cuerpo están sufriendo alteraciones.

Desde luego, la cosa no pinta nada bien. Pero espere, que aún hay más.

Cuando los expertos han estudiado con mayor detalle el rol de la insulina en el cerebro, han encontrado que su capacidad de influencia va mucho más allá que la gestión de la energía o la saciedad. Han ido comprobando que participa en una parte significativa de la gran cantidad de procesos y rutas metabólicas relacionadas con la actividad neuronal, como parte de la intrincada red de actividad bioquímica que existe en la zona. Todavía nos queda bastante camino para conocer de forma precisa toda esta red, pero ya podemos deducir que desajustes como la mencionada resistencia a la insulina, que afectan gravemente a la capacidad que tenemos para gestionarla, acaban impactando negativamente en diversos puntos de dicha red y descompensando buena parte de los mecanismos para su regulación.

Según algunos expertos, si esta situación se vuelve crónica y se mantiene durante muchos años, las consecuencias podrían llegar al daño cerebral irreversible. Diversos estudios sobre el tamaño y estructura del cerebro, realizados tanto mediante autopsias de cadáveres como mediante técnicas no invasivas en personas vivas, han encontrado una relación entre el síndrome metabólico - se llama así a la presencia de obesidad, niveles elevados de glucosa o resistencia a la insulina, triglicéridos elevados, HDL bajo e hipertensión – y algunas graves anormalidades cerebrales: Reducción de la capacidad cognitiva y atrofia cerebral (reducción de su volumen), incluso entre personas jóvenes.

Pero esto no es todo, ya que desafortunadamente los científicos no solo han encontrado desajustes en la gestión de la insulina. Hay otras hormonas que también viven su particular calvario.

La resistencia a la leptina

Desde su descubrimiento relativamente reciente en el año 1994, la leptina, una hormona segregada principalmente por nuestra propia grasa corporal, el tejido adiposo, y relacionada con el apetito y la saciedad de forma más directa que la insulina, despertó gran interés entre la comunidad científica. Es una proteína formada por 146 aminoácidos y, como todas las hormonas, también se ha relacionado con una buena cantidad de procesos reguladores en diversos ámbitos fisiológicos. Desde el punto de vista molecular, nuestro tejido adiposo produce la leptina mediante la acción de un gen, el llamado *gen OB*. Así que su segregación y concentración están íntimamente correlacionados con la grasa corporal subcutánea que tengamos acumulada.

Pero lo que más atrajo a muchos científicos fue su capacidad para regular el apetito, reduciéndolo de forma considerable cuando aumentaba su concentración. Según comemos y nos vamos saciando, la concentración de leptina va aumentando; y cuando dejamos de comer, se reduce progresivamente, hasta llegar a facilitar que volvamos a sentir hambre. Este comportamiento la hacía especialmente interesante como potencial herramienta para luchar contra la obesidad, un campo de enorme interés para cualquier investigador.

El rol inhibidor del apetito de esta hormona se soporta gracias a un triple efecto: por un lado, activa las neuronas anorexigénicas o relacionadas con la saciedad (neuronas POMC) del hipotálamo. Por otro, es capaz de contrarrestar algunos compuestos que activan las neuronas NPY/AgRP, las que nos hacen sentir hambre. Y, por otro lado, promueve la síntesis de otros compuestos que tienen la cualidad de desactivar dichas neuronas. Además de este efecto neutralizador sobre las neuronas orexigénicas o promotoras del apetito, la leptina tiene otro efecto metabólico, directamente relacionado con la posible prevención de la obesidad, ya que solo con su presencia es capaz de reducir la síntesis de lípidos, interfiriendo en los procesos relacionados con la creación de grasa. Lo contrario que ocurría con la insulina.

Desde la perspectiva cerebral, aunque se conocen diversos receptores de la leptina en el área del hipotálamo - que son sensibles a su presencia e inician la cadena de sucesos bioquímicos y neurológicos posteriores - uno de ellos, el llamado "receptor ObRb", se considera el protagonista fundamental de la regulación energética. Experimentalmente, se ha observado que su deficiencia provoca obesidad mórbida en animales, lo cual aporta bastante credibilidad a la hipótesis de que detecta la presencia de la hormona y dispara el funcionamiento de las neuronas antiapetito.

Como ve, los procesos que tienen lugar durante el funcionamiento de este "regulador energético" de la leptina son muchos y, una vez más, forman parte de un complejo tejido de interrelaciones, pero podríamos resumirlos con la siguiente secuencia:

1. Se ingiere el alimento

2. Aumento de la concentración de leptina

3. Detección por parte de los receptores específicos

4. Desactivación de las neuronas de apetito y activación de las de saciedad.

Supongo que se estará preguntando lo mismo que muchos investigadores se preguntaron esperanzados cuando se descubrió esta hormona. ¿Y si la obesidad es consecuencia de una deficiencia crónica de la leptina? ¿No podría administrarse a las personas obesas exógenamente (externamente) y solucionar el problema de un plumazo?

Lamentablemente, la cosa no es tan fácil, ni mucho menos. El primer obstáculo apareció al comprobar algo paradójico y en un principio sorprendente. Al contrario de lo que podría preverse, la mayoría de las personas con sobrepeso no tenían una concentración plasmática de leptina baja, sino todo lo contrario, la hormona estaba presente en su sangre en cantidades superiores a las normales (hiperleptinemia). Por otro lado, los intentos de reducir la grasa corporal mediante la administración exógena de leptina fueron un fracaso. Administrar más cantidad no servía para reducir el apetito y, para colmo, generaba bastantes problemas y efectos clínicos secundarios.

Parte de la respuesta llegó de la mano de varios estudios de finales de los años 90. Estos trabajos descubrieron que, al igual que ocurría con la insulina, muchas personas obesas sufren una falta de sensibilidad o resistencia a la leptina, de forma que a pesar de presentar una elevada concentración en sangre, ésta no actúa con la eficacia con la que debería hacerlo. De hecho, cuanto mayor es la cantidad de tejido adiposo, más acusada parece ser esta resistencia a la leptina.

Como podrá imaginar, tras ese descubrimiento, durante los últimos años los científicos se han afanado en buscar las razones que están detrás de este problema. Y, aunque en el momento de escribir estas líneas se sigue trabajando intensamente sobre el tema, una vez más las respuestas no son ni sencillas, ni únicas, ni definitivas.

La primera hipótesis tiene que ver con una posible dificultad de la leptina para llegar al cerebro. Para que los receptores hipotalámicos la detecten y activen o desactiven las correspondientes neuronas, al igual que en el caso de la glucosa, tiene que atravesar la barrera hematoencefálica, la que separa el fluido cerebroespinal del sistema circulatorio. Y se ha observado que aunque la concentración de leptina sea elevada en sangre, suele ser sin embargo relativamente baja en el fluido cerebroespinal de las personas obesas. Al parecer, hay alguna razón que modifica la permeabilidad de dicha barrera, dificultando que la hormona pueda superarla para así poder llegar en cantidad suficiente al área cerebral correspondiente.

Aunque los candidatos han sido diversos, desde hace unos años los expertos consideran bastante probable que el principal responsable de este fenómeno sea uno, ya que se ha comprobado su papel regulador en la barrera hematoencefálica: el exceso de triglicéridos. Los ensayos han confirmado que reduciendo su concentración aumenta el transporte de leptina al fluido cerebroespinal.

La segunda hipótesis para explicar la resistencia a la leptina profundiza en la atenuación de las señales del sus receptores específicos, especialmente el ya mencionado ObRb, debido a ciertos mecanismos moleculares. En concreto, la presencia de algunos inhibidores o supresores de señales podrían estar dificultando las reacciones bioquímicas que son necesarias para su adecuado funcionamiento. También en este caso las investigaciones están más vivas que nunca, analizando los posibles hábitos, procesos, reacciones y condiciones sospechosas que generan dichos inhibidores, siendo los siguientes los que acumulan mayor número de indicios de responsabilidad:

-   Consumo excesivo y a largo plazo de fructosa y otros azúcares.

-   Elevados niveles crónicos de insulina.

-   Inflamación crónica.

Así que podríamos decir que se produce una situación similar a la que vimos en el caso de la insulina. La presencia de la resistencia a la leptina impide que esta hormona lleve a cabo sus funciones correctamente, desajustando el sistema de regulación centralizado en el cerebro y las neuronas específicas. No se activan las neuronas POMC que nos hacen sentir saciedad, no se desactivan las NPY/AgRP, así que se favorece la aparición del apetito, incluso cuando no haya necesidades energéticas objetivas.

Hay que dejar claro que, como ocurre con otros factores relacionados con la obesidad, todavía existe cierta controversia respecto a la causalidad de la resistencia a la leptina respecto el sobrepeso. La mayoría de los expertos la consideran bastante probable, pero hay que destacar que también múltiples estudios han mostrado la causalidad inversa, es decir, que la propia obesidad es un factor que agrava la resistencia a la leptina. Lo más probable es que ambos factores se realimenten mutuamente, es decir, que cierta insensibilidad a la hormona aumente la posibilidad de comer más de lo necesario y que la obesidad acreciente dicha insensibilidad, creando un círculo vicioso.

Es importante recordar que nuestro sistema hormonal es enormemente complejo y que todas estas alteraciones no se circunscriben únicamente a las que hemos visto hasta ahora, la insulina y la leptina. Pero antes de seguir conociendo otros desajustes, permítame detenerme un tiempo en uno de los factores que acabamos de citar como posible causa de la resistencia a la leptina. Me refiero a la inflamación.

Inflamación, el enemigo silencioso

Seguramente habrá oído hablar de ella con frecuencia y también en este libro la mencionaré en numerosas ocasiones, así que creo que merece la pena conocerla un poco más, qué es y cómo se produce.

La inflamación "a secas" es parte de la respuesta biológica de los tejidos de nuestro cuerpo a estímulos dañinos o lesiones, en caso de que existan células dañadas o por efecto de productos o elementos irritantes. El objetivo es suprimir la causa inicial del daño celular, eliminar las células y tejido muerto e iniciar el proceso de reparación. La más conocida es la inflamación aguda, ya que es la que presenciamos con frecuencia en nuestros cuerpos, cuando una zona concreta se nos hincha, enrojece y provoca dolor. Se desarrolla mediante el aumento de la circulación de plasma y leucocitos de la sangre (glóbulos blancos) en los tejidos lesionados, acompañados de una cascada de eventos bioquímicos iniciados por diversos tipos de células que implican al sistema vascular local, el sistema inmune y a las células del tejido lesionado. En el inicio de una infección, quemadura u otra lesión, estas células liberan compuestos que activan los procesos que dan lugar a los síntomas clínicos de la inflamación. La vasodilatación y el aumento de su flujo sanguíneo provocan el enrojecimiento y aumento de calor. El aumento de la permeabilidad de los vasos sanguíneos da lugar a la hinchazón, ya que facilita la filtración de las proteínas del plasma y el líquido en el tejido (edema). Algunos de los compuestos liberados aumentan también la sensibilidad al dolor.

Todos estos síntomas desaparecen cuando la situación se normaliza y el tejido se repara. Los daños se dan por solucionados y la inflamación se considera finalizada.

Todos hemos pasado por procesos inflamatorios agudos de este tipo con frecuencia, insisto en que es una reacción normal y necesaria para restablecer los tejidos tras una "ataque" externo o lesión.

Sin embargo, en ocasiones nuestro organismo actúa siguiendo este mismo patrón sin que realmente haya elementos externos que lo estén provocando. No hay heridas, no hay patógenos, no hay ataque visible. Pero a nivel microscópico podemos comprobar que la concentración de los biocomponentes o marcadores relacionados con la inflamación aumenta por encima de lo normal. Nuestro sistema inmunitario está trabajando y se defiende. No la vemos, no la sentimos, pero está ahí.

Si esta situación se repite con mucha frecuencia o peor aún, si se mantiene en el tiempo sin que desaparezca ni remita, se considera que se sufre inflamación crónica. A diferencia de la inflamación aguda, que se desarrolla en un grupo de tejidos localizado, en la inflamación crónica la presencia de marcadores se extiende por todo el cuerpo, por eso también suele denominarse inflamación sistémica. Y es la que nos interesa, porque numerosos estudios la han relacionado con gran cantidad de problemas relacionados con la salud y enfermedades, algunas de ellas también íntimamente asociadas a la obesidad: Resistencia a la insulina y leptina, ateroesclerosis (obstrucción de arterias), enfermedades cardiovasculares, presión arterial elevada, diabetes tipo 2, etc.

No se sabe con certeza qué provoca la inflamación. O mejor dicho, se sabe de muchos factores que la causan. Parece ser otro de esos fenómenos de la sociedad desarrollada, cuyo origen probablemente sea multifactorial y difícil de concretar. El exceso de algunos alimentos poco recomendables, el sedentarismo, una dieta hipercalórica, el consumo de tóxicos (tabaco, alcohol, drogas…), el estrés… todas estas variables se han relacionado con ella. La propia obesidad realimenta la inflamación; el exceso de grasa corporal y células adiposas parece que "engaña" a nuestro sistema inmunológico, que moviliza y dispersa a sus "soldados" por todo nuestro cuerpo. Las personas con un sobrepeso importante suelen presentar concentraciones entre dos a tres veces superiores a lo normal de marcadores de inflamación, como por ejemplo los siguientes tipos de proteínas (también llamados citoquinas):

- IL-6 (interleucina-6)

- IL-8 (Interleucina-8)

- IL-18 (interleucina-18)

- TNF-α (factor de necrosis tumoral-alfa)

- CRP (proteína C reactiva)

Pues bien, la presencia de estas citoquinas en el organismo afecta también al cerebro y, en consecuencia, al hipotálamo, la zona responsable del control homeostático básico. Recientes investigaciones han confirmado diversos marcadores de inflamación en esta área tan sensible y relacionada con la ingesta de alimentos, por lo que con frecuencia se habla de "inflamación del hipotálamo".

Mediante experimentos con animales los expertos han comprobado que estas proteínas inflamatorias tienen la capacidad de interferir en el normal funcionamiento de las neuronas que regulan nuestro apetito, provocando una especie de insensibilidad a algunos componentes y elementos absolutamente fundamentales para el control energético. En efecto, me refiero la leptina y la insulina, las dos hormonas que acabamos de conocer hace tan solo unas páginas. La inflamación crónica es un firme candidato a cargar con parte de la responsabilidad de que los correspondientes receptores de dichas hormonas no sean capaces de detectarlas eficazmente.

Hormonas para dar y tomar

Tras esta breve incursión en el concepto de inflamación crónica o sistémica, es momento de volver a las hormonas, ya que la insulina y la leptina no son las únicas relacionadas con la obesidad. Durante las últimas décadas se han ido descubriendo otras que, además de tener variadas funciones biológicas, están relacionadas con la homeostasis energética. En la actualidad hay cerca de un centenar de ellas en intensa investigación, por lo que la lista es demasiado larga como para tratarla en estas páginas. De muchas conocemos más bien poco y es probable que su protagonismo en el ámbito de la obesidad sea muy limitado. Pero hay algunas que conviene mencionar porque los expertos ya han confirmado su relevancia en el tema que nos ocupa.

La grelina es una ellas, una hormona orexigénica, es decir, que tiene el efecto inverso al de la leptina, acrecentando el apetito al aumentar su presencia en nuestro organismo. Fue descubierta al filo del año 2000, y se comprobó que su segregación se produce sobre todo mediante unas células situadas en diversos puntos del tracto digestivo y especialmente tras el vaciado del estómago. Los receptores neuronales de la grelina (llamados GHSR1a) están repartidos por diversas zonas del cerebro, entre las que están las áreas relacionadas con el apetito. La grelina activaría las ya conocidas neuronas orexigénicas NPY/AgRP del hipotálamo, pero también las implicadas en el circuito de recompensa que hemos conocido en el capítulo anterior, como por ejemplo las dopaminérgicas. Es decir, que ejercería un papel regulador en ambas perspectivas, la alimentación homeostática y la hedónica.

El efecto de la grelina es interesante, ya que cuando hay mucha cantidad de esta hormona, puede actuar como "amplificadora" del placer que producen los alimentos. Como consecuencia, aunque en un momento dado otras hormonas hayan hecho su trabajo, instaurando un "ambiente" de saciedad, si la grelina se haya presente en altas concentraciones el resultado final puede ser diferente al esperado. Este fenómeno también puede provocar que se tenga una expectativa sobrevalorada de la gratificación que nos aportará comer algo, lo que nos puede empujar a desearlo con especial intensidad y buscarlo con gran dedicación.

El estrés, la depresión y dormir en cantidad insuficiente, circunstancias lamentablemente muy frecuentes en la forma de vida actual, se han relacionado con niveles elevados de grelina en sangre. Incluso hay estudios que han detectado que una mentalidad "negativa" o "culpabilizante" a la hora de comer (por ejemplo, pensar que algo engorda demasiado) dificulta la reducción de sus niveles tras una comida, probablemente debido a la angustia o estrés que nos genera.

Siguiendo la lógica más evidente, podríamos pensar que las personas obesas tienen altas concentraciones de grelina en su sangre, sumándose al resto de variables que dificultan superar su situación. Pero, como ocurría con la leptina, realmente ocurre exactamente la situación inversa. De nuevo parece que nos encontramos ante una situación de "insensibilidad" o "resistencia", en la que las neuronas correspondientes tienen dificultades para reaccionar ante la presencia de la hormona.

En este caso, esta circunstancia podría afectar al circuito de recompensa y en concreto a la actividad de la dopamina, desajustando su funcionamiento (y el de sus receptores) y provocando comportamientos relacionados con una mayor ingesta de alimentos. No les puedo detallar mucho más, ya que dada la compleja red de sus interacciones con otros biocomponentes, en el momento de escribir estas líneas el origen e implicaciones de esta insensibilidad y su relación con los hábitos y componentes alimentarios están en plena investigación, con diversas hipótesis sobre la mesa.

Pero la grelina no es la única hormona segregada por el sistema gastrointestinal. Hay otras muchas, que están relacionadas con la ingesta de alimentos y el apetito, con frecuencia de forma menos directa o incluso actuando como reguladores de otras hormonas o componentes. Por ejemplo, la llamada GLP-1 es una hormona peptídica gastrointestinal, segregada principalmente en el intestino delgado, que estimula la liberación de insulina en el páncreas e inhibe el glucagón, combatiendo la resistencia a la insulina de la que hablamos al inicio del capítulo y reduciendo rápidamente el nivel de glucosa en sangre. Por ello se utiliza para la elaboración de fármacos dirigidos a personas que sufren diabetes tipo 2. También el llamado péptido YY (PYY) es un componente segregado en el intestino, que tiene un conocido efecto inhibidor del apetito y de vaciado del estómago. Su concentración disminuye antes de las comidas y aumenta inmediatamente después, por lo que las bajas concentraciones en sangre que suelen presentar las personas con sobrepeso podrían estar influyendo en su condición. Por otro lado, la colescistoquinina (conocida por sus iniciales anglosajonas CCK, *cholecystokinin*) también es segregada principalmente en el intestino delgado, y además de poner en marcha diversas enzimas digestivas, tiene entre otros un efecto supresor del apetito al interactuar con las neuronas orexigénicas.

Bien, no voy a seguir con la interminable lista, pero estas son algunas de las hormonas, las más conocidas y estudiadas, que forman parte del sistema con el que el cerebro y el intestino mantienen una especie de diálogo continuo, cuyo objetivo principal es modular el flujo energético y la ingesta de alimentos. Estas increíbles y complejas conversaciones entre nuestra mente y nuestro estómago se transmiten a través de canales nerviosos que recorren todo el cuerpo, principalmente mediante ramificaciones que surgen del uno de los principales manojos de *cables* de comunicaciones de nuestro cuerpo. Me refiero al nervio vago, que nace en el bulbo raquídeo y llega hasta el sistema digestivo tras atravesar los principales órganos: corazón, pulmones, etc.

Los extremos de estos nervios que llegan hasta el intestino también tienen receptores de todas estas hormonas, así que reaccionan ante su presencia y envían señales que atraviesan todo el cuerpo y llegan hasta el cerebro, donde se procesan en función de otra gran cantidad de información filtrada y canalizada por otras vías. Sobre todo teniendo en cuenta lo que también detectan en su entorno las propias neuronas cerebrales, tanto las del hipotálamo como las que forman parte del circuito de recompensa.

Y si recuerda la enorme dimensión de los números de los que hablábamos cuando conocimos los principios de funcionamiento del cerebro, podrá imaginar que este diálogo es también increíblemente complejo.

En definitiva, la lista de hormonas relacionadas con la obesidad es amplia e incluso hoy en día no para de crecer. Aunque hace décadas se buscaban relaciones directas, la ciencia está mostrando que el rol de cada una de ellas no suele ser simple, ya que puede ser directo sobre un proceso bioquímico o metabólico, pero también indirecto por influencia en otras variables. El resultado es una enmarañada trama de interacciones, difícil de desentrañar pero que las posiciona como relevantes actores secundarios en la regulación de la ingesta de alimentos y de la homeostasis energética, en clara sinergia con el protagonista principal, el cerebro. Porque sabemos que la síntesis de hormonas depende de varios factores, siendo uno de los más importantes la actividad neuronal. Así que este poderoso procesador central, aunque se ve influido por ellas, también las regula, ordenando la segregación de mayores o menores cantidades.

Podríamos concluir que lo que nos indican los estudios científicos es que cuando está presente la obesidad, toda esta red se ve profundamente alterada por diversos factores, algunos todavía desconocidos. Ciertos síntomas, como por ejemplo la mencionada resistencia a algunas de estas hormonas, nos dan pistas sobre por dónde debemos seguir explorando. Y todas las hipótesis acaban confluyendo en la necesidad de investigar con más intensidad un punto en común: la relación entre el cerebro y el sistema digestivo.

Un micromundo en nuestro interior

Al habernos centrado tanto en la perspectiva cerebral, a pesar de estar hablando continuamente de la obesidad y de comer, las menciones a nuestro sistema digestivo están siendo bastante limitadas. Pero acabamos de ver que una buena cantidad de hormonas se segregan en ese lugar, así que no podemos olvidarnos de él, ni mucho menos. De hecho, aunque no vamos a dejar de tener a las neuronas como principales protagonistas, ha llegado el momento de hacer una excepción temporal y abrir un pequeño paréntesis, centrando el foco en una parte del sistema digestivo, el intestino. Un órgano que hasta ahora no solía despertar demasiado interés entre la población en general, pero del que cada vez se habla más. Y puede que haya bastantes razones para seguir haciéndolo.

La mayor parte de nosotros sabemos que el intestino es el conducto en el que los alimentos son absorbidos a través de sus paredes y en el que finalizan su camino por el sistema digestivo, para convertirse en excrementos en su tramo final. Pero lo que no es tan conocido es que es un órgano muy especial cuando lo observamos al microscopio. En su interior alberga una enorme cantidad de microorganismos, billones de ellos, de aproximadamente un millar de especies diferentes. Los más abundantes son los bacteroidetes, los firmicutes y las actinobacterias. Toda esta microvida es la que anteriormente se conocía como "flora intestinal" y que ahora, más correctamente (porque no son flores ni plantas), se suele denominar "microbiota" o "microbioma" intestinal.

Quiero dejar claro que no es el único lugar de nuestro cuerpo en el que gran cantidad de bacterias conviven "en armonía" con nosotros. Lo cierto es que esta situación de simbiosis ocurre también en otros lugares, como por ejemplo la vagina. Pero en el caso que nos ocupa, los microbios que residen en el intestino juegan un rol muy importante en los procesos de esta fase final del procesamiento y absorción de los alimentos. Estos pequeños seres vivos participan en la metabolización de los diversos nutrientes y también realizan otras actividades especialmente importantes. Por ejemplo, su presencia sirve para protegernos de la colonización de otros microorganismos que pueden ser dañinos, actuando a modo de mecanismo de defensa inmunológico. También es destacable su influencia en la mucosa que recubre todo el órgano por su pared interior y que modula la absorción de los alimentos. Esta fase tiene una relevancia crucial, ya que es en la que los nutrientes pasan del sistema digestivo al circulatorio, atravesando las paredes del intestino, para que nuestra sangre pueda distribuirlos por todo nuestro organismo. El estado y composición de la mucosa, incluida su composición microbiana, son factores que contribuyen en gran medida a que esta absorción se produzca correctamente y atendiendo las necesidades fisiológicas pertinentes.

¿De dónde viene el reciente interés en relacionar la microbiota y la obesidad? Durante los últimos años una buena cantidad de estudios han detectado importantes diferencias entre las colonias microbianas de personas obesas y personas con peso normal. O, dicho de otra forma, parece que existe una clara relación entre el sobrepeso y algunas alteraciones importantes en el tipo y cantidad de microbios que habitan en el intestino. Normalmente este desequilibrio se aprecia en forma de poca cantidad de bacterias que podrían considerarse beneficiosas y excesiva presencia de bacterias dañinas o cuya actividad puede tener efectos indeseables para nuestro organismo. Aunque es necesario aclarar que no todos los estudios han llegado a estas conclusiones, la verdad es que los resultados son heterogéneos. Además, se trata en su mayoría de estudios observacionales, lo cual siempre siembra dudas respecto al rigor de la causalidad que se deduce.

Pero otro tipo de ensayos realizados sobre ratones, a los que se modifica a voluntad su microbiota (incluso en ocasiones se les deja sin ella), parecen ofrecer indicios bastante razonables de que un desequilibrio en la distribución de especies microbianas puede influir en problemas de salud y sobrepeso. Se ha observado que al trasplantar la microbiota de un ratón obeso a la de un ratón delgado se consigue que éste último gane peso. Y también se ha comprobado que modificando la dieta de las personas, se modifica la microbiota intestinal. Aunque ciertamente todavía no sé sabe en qué medida y ni tampoco se ha determinado siguiendo qué patrones concretos o mediante qué correlaciones precisas (qué alimento o nutriente afecta a qué especie de microorganismo).

Hay situaciones puntuales para las que los expertos proponen hipótesis y mecanismos concretos con bastante detalle. Por ejemplo, volviendo a la absorción de los alimentos, se sabe que ciertas bacterias son capaces de aumentar la permeabilidad de la pared del intestino y, en consecuencia, su presencia en exceso puede favorecer la absorción de algunos biocomponentes poco deseables. Y digo poco deseables, porque algunos de ellos pueden interferir en ciertos procesos metabólicos y relacionarse con la inflamación crónica. También estos intrusos podrían afectar a la variación de la concentración de ciertas hormonas e incluso a la pérdida de sensibilidad respecto a otras. Sí, de nuevo me refiero a la ya conocida resistencia a la insulina y a la leptina.

¿Recuerda el "diálogo cerebro–intestino" del que hemos hablado hace tan solo unas páginas? Como puede suponer, una microbiota alterada es probable que distorsione de forma significativa esta conversación. De hecho, podría deducirse que si existen problemas en la microbiota, el equilibrio bioquímico de nuestro organismo se puede deteriorar, exacerbando la inflamación y descompensando la concentración de hormonas, afectando a la respuesta de las neuronas respecto a las señales que les llegan.

Y le recuerdo que cuando las neuronas se ven afectadas, nuestros propios comportamientos pueden verse también afectados, porque son las células que forman nuestro cerebro y que participan en todas nuestras tomas de decisiones.

Visualizando el desajuste en el cerebro

Tras esta pequeña incursión en el intestino, es momento de volver al *desajuste cerebral*. Todas las cuestiones sobre el tema que estamos tratando serían mucho más fáciles de investigar si pudiéramos ver en tiempo real y con detalle cómo funciona el cerebro, de la misma forma que un mecánico obtiene una gran cantidad de información simplemente observando un motor semiestropeado en funcionamiento. Pero claro, el cerebro no es un motor grande y formado con unos pocos centenares de piezas. Y la actividad de las neuronas se produce a nivel microscópico.

Sin embargo, el reto es apasionante, así que los investigadores llevan trabajando en este objetivo desde hace años y han conseguido avances realmente sensacionales. Las modernas técnicas de visualización cerebral son fruto de la constructiva cooperación entre diferentes disciplinas científicas, la medicina, la física y la ingeniería, y han permitido a los neurocientíficos cumplir uno de sus grandes deseos: poder observar cada zona del cerebro, de forma aislada y *en acción*. Antiguamente tenían que conformarse con el electroencefalograma, con el que eran capaces de monitorizar la globalidad de pequeñas señales eléctricas que se generan debajo de nuestro cráneo, en diferentes frecuencias o longitudes de onda pero obteniendo una información bastante limitada. Afortunadamente, descubrieron que cuando un área está especialmente activa sufre cambios fisiológicos y físicos que pueden detectarse. En concreto, se dilatan los vasos microscópicos arteriales y venosos, provocando la llegada de más oxígeno y reduciendo la cantidad relativa de una molécula llamada desoxihemoglobina (resultado de que la hemoglobina que ha cedido su oxígeno a los tejidos). La desoxihemoglobina es una molécula que tiene una naturaleza polar o magnética, lo cual permite que las variaciones de su concentración puedan ser detectadas por ciertos sensores.

El conocimiento adquirido como resultado de estos descubrimientos permite que hoy en día podamos llegar mucho más allá, siendo posible conseguir una representación gráfica y visual de la actividad cerebral. Esta tecnología se conoce como Resonancia Magnética Funcional (fMRI en inglés, *functional magnetic resonance imaging*), y es enormemente útil para muchas actividades médicas. Por ejemplo, es especialmente valiosa para que los neurocirujanos puedan planificar sus intervenciones quirúrgicas y evitar - o al menos minimizar - los posibles daños que pueda provocar al extirpar o seccionar alguna de las partes.

Dada la gran relevancia del cerebro en los procesos relacionados con la alimentación, los científicos han empezado a utilizar también la técnica fMRI como herramienta para la investigación de la obesidad. Y les ha permitido confirmar que la actividad cerebral ante los alimentos, tanto antes de comerlos como tras su ingestión, es más compleja de lo que se creía hace décadas, abarcando zonas que van mucho más allá del hipotálamo y solapándose con las áreas de recompensa que ya hemos conocido.

Quiero insistir en que las investigaciones con esta tecnología están en plena efervescencia y podría considerarse que no han hecho más que empezar, por lo que es probable que durante los próximos años se amplíen de forma notable las conclusiones e hipótesis que se están desarrollando basándose en la misma. Así que le recomiendo que lo tenga en cuenta cuando lea los siguientes párrafos.

Uno de los experimentos más repetidos con fMRI ha sido la observación de la actividad cerebral previa a la ingesta de alimentos. Al comparar cerebros de personas obesas frente a personas con peso normal, se ha constatado que no reaccionan de la misma forma. En concreto se ha observado que el conjunto de áreas que se activan antes de comer (debido a imágenes, olores, pensamientos, etc.) - aquellas que nos hacen sentir un alimento como apetecible, que generan expectativas e impulsan a comerlo - se estimulan más vivamente entre las personas obesas. Como consecuencia, este tipo de personas tienen más deseo y sienten más estímulo para orientarse a la búsqueda de comida. ¿Recuerda la capacidad de crear expectativas de las neuronas dopaminérgicas? Pues aquí la tiene.

En la práctica, el resultado de esta situación es lo que se suele interpretar (de forma poco afortunada) como "falta de fuerza de voluntad", cuando realmente lo que está ocurriendo, como ya hemos visto en capítulos anteriores, es que la respuesta neuronal a ciertos estímulos está en cierta forma sobredimensionada, dificultándose la inhibición y preparando y movilizando todo el organismo para una acción concreta: comer.

Otra de las investigaciones-tipo en este campo es la observación de la siguiente fase, es decir, la de la ingesta, para observar el efecto que produce en la actividad neuronal el propio hecho de ponerse a comer. De nuevo se ha comprobado que las áreas implicadas son muchas, incluidas las de recompensa, y que los resultados son diferentes en función del sobrepeso de los sujetos estudiados. En este caso el fenómeno es el contrario al anterior, ya que la actividad de dichas zonas de recompensa entre las personas obesas es menor, apareciendo atenuada y reflejando una limitación o recorte en la sensación de placer. Lo que podríamos interpretar como "una comida poco satisfactoria".

En resumen, la posibilidad de ver el cerebro funcionando nos ha permitido saber que algo se modifica o se altera en su interior cuando uno sufre sobrepeso. La visión de los alimentos lo activa más de lo normal. Y el comerlos lo activa menos de lo esperado. Le ruego que recuerde esta circunstancia, porque va a ser muy importante en posteriores capítulos.

El reloj interior

Por ahora, aunque no por mucho tiempo, vamos a dejar a un lado la fMRI y la visualización neurológica para poder seguir conociendo otros posibles desajustes en la actividad cerebral, relacionados con la obesidad. En concreto, vamos a detenernos en uno de sus grandes misterios, el proceso de dormir. El totalmente necesario sueño. Un momento en el que el cuerpo de todos los animales que poseen un cerebro parece desconectarse, entrando en algo similar a un extraño coma.

Lo cierto es que este es un estado que debería parecernos aterrador si no fuera algo tan familiar. Porque aunque nuestros músculos y sentidos quedan prácticamente deshabilitados, el cerebro sigue muy activo, funcionando de forma sorprendentemente autónoma, jugueteando con la conciencia y aislado de cualquier tipo de estímulo exterior.

La razón por la que es necesario dormir sigue siendo todo un reto para la ciencia. En principio, quedarse con el cerebro trabajando pero sin ningún control "consciente" del cuerpo durante varias horas es una situación evolutivamente muy desfavorable. Un ser vivo durante este proceso está totalmente indefenso y a merced de cualquier depredador. Sin embargo, no hay excepciones en la naturaleza, todos los animales con cerebro duermen en mayor o menor grado y de diferentes formas. Y parece que no nos queda más remedio que seguir haciéndolo, porque los efectos de la carencia de sueño son sobradamente conocidos desde hace mucho tiempo. Se han podido observar con facilidad los graves problemas y trastornos psicológicos y neurológicos que se generan si esta carencia es extrema y se mantiene una vigilia forzada durante días: profundo malestar, problemas de memoria, alteraciones del comportamiento e incluso deterioro de la salud mental. Llegados al extremo, incluso podría causar la muerte, como ocurre en casos (afortunadamente poco habituales) de enfermedades neurológicas graves que impiden al enfermo poder conciliar el sueño.

El ciclo sueño-vigilia en el ser humano (y en gran parte de los animales llamados *superiores*) está estrechamente relacionado con la astronomía más básica y cercana, el ciclo día-noche que crean el binomio Tierra-Sol, por razones evidentes. En concreto los seres humanos hemos evolucionado en un entorno en el que nos hemos adaptado a estar activos y conscientes durante el día, con luz solar, y "desconectarnos" por la noche, cuando reina la oscuridad, con una duración de ciclo aproximada de unas 24 horas. Estas variaciones biológicas, sincronizadas sobre todo (pero no solo) con la luz, se llaman ritmos circadianos y predicen con bastante precisión ciertos cambios cíclicos y fisiológicos (sobre todo modulados por diversas hormonas) que se observan en los seres vivos. El sueño es uno de ellos.

Es probable que el sueño acompañe a los seres vivos desde hace muchos millones de años. Los científicos han encontrado indicios de sus mecanismos básicos de funcionamiento en pequeños seres que sabemos que existían mucho tiempo atrás (hay indicios que los sitúan sobre la faz de la tierra hace 700 millones), unos gusanos que tienen ciclos de producción de melatonina en su organismo, siguiendo ciclos sincronizados con la luz exterior. Al igual que ocurre en nuestro cerebro, ya que la melatonina es una hormona que forma parte del "paquete" de cambios bioquímicos que nos provocan la necesidad de dormir y que lo mantienen en ese estado el tiempo necesario.

Sin embargo, aunque podemos deducir las razones de la amplitud y duración de estos ciclos, la explicación biológica y bioquímica de la propia necesidad de dormir se ha mantenido esquiva a las investigaciones de los expertos hasta hace muy poco. Pero nuevas investigaciones parecen haber hallado indicios de luz en esta oscuridad de conocimiento científico.

Las hipótesis más aceptadas tras los estudios más recientes se refieren a la posibilidad de que el sueño es un estado en el que se llevan a cabo diversas actividades y tareas fisiológicas y neurológicas relevantes, pero sobre todo es el momento en el que nuestro organismo "limpia" de desechos el cerebro. Como ya hemos visto, la actividad neuronal se crea mediante una compleja red de reacciones bioquímicas que, como toda reacción de esta naturaleza, da lugar a productos y subproductos o residuos. Estos subproductos y residuos quedan distribuidos en torno a las neuronas que hayan tenido actividad, en el llamado líquido intersticial, y si su concentración es excesiva, pueden interferir en posteriores procesos, dificultando las necesarias reacciones y dando lugar a alteraciones neurológicas y síntomas preocupantes. Al igual que nuestro sistema linfático se encarga de gestionar la eliminación de los desechos en el resto del cuerpo, en el cerebro parece existir otro responsable de esta actividad, que ya ha sido bautizado por algunos como "sistema *glinfático*". Por lo tanto, este sistema estaría formado por el líquido cerebroespinal o cefalorraquídeo (un líquido transparente, que baña el encéfalo y la médula espinal) que se mezclaría con el líquido que baña las neuronas (llamado "liquido intersticial") y que arrastraría los metabolitos (residuos) indeseables, extrayéndolos del órgano.

Realmente este proceso de limpieza ocurre en todo momento, no solo durante el sueño, pero parece que mientras el cerebro está activo no es capaz de gestionar la totalidad de desechos que están produciendo. Al dormir, la actividad "normal" se reduciría notablemente y cambiarían algunas variables de entorno, como se ha confirmado observando cerebros de animales mientras duermen. Los expertos han constatado que el flujo del líquido cefalorraquídeo aumenta, el espacio intersticial también, la eliminación de ciertos metabolitos es mucho más rápida de lo habitual y la concentración de ciertos residuos se reduce rápidamente. Si este proceso no ocurre, es decir, si no dormimos, los residuos se acumulan e interfieren en la actividad neuronal, especialmente en la sinapsis, provocando los graves síntomas anteriormente mencionados.

Suponiendo que esta hipótesis sea acertada, es lógico preguntarse si una reducción de sueño no demasiado aguda pero sí significativa sería capaz de afectar a la eficacia de estos procesos de eliminación de residuos y, en consecuencia, al funcionamiento del cerebro, especialmente si se mantiene de forma crónica o durante largos periodos de tiempo. O si, debido a cambios continuos en los hábitos de vida (trabajo a turnos, viajes frecuentes…) se rompe constantemente el ritmo de sueño habitual, perturbando dichos procesos

Pues bien, parece que, en efecto, así ocurre.

Hay gran cantidad de estudios observacionales que asocian la falta de sueño con el sobrepeso y otros muchos problemas para la salud. Y también hay una buena cantidad de ensayos de intervención que han comprobado cómo el metabolismo de las personas se altera de forma importante en esas condiciones. Por ejemplo, si se está siguiendo una dieta hipocalórica, se ha comprobado que al dormir menos de lo necesario se dificulta el adelgazamiento. Además, los niveles de cortisol aumentan considerablemente, pudiendo interferir en otros procesos metabólicos, como veremos en breve. También empeoran indicadores relacionados con el metabolismo de la glucosa y de los carbohidratos, que se utilizan para predecir la resistencia a la insulina y la posibilidad de sufrir diabetes tipo 2. Y aumentan los niveles de grelina (una de las hormonas que promueve el apetito), mientras que se reducen los de leptina (hormona que provoca saciedad). Frecuentemente se observa en estos casos un mayor apetito en horas nocturnas y mayor preferencia por alimentos altamente palatables, probablemente debido a una mayor segregación de neurotransmisores que activan el circuito de recompensa e incrementan la sensibilidad ante señales externas sobre alimentos. Incluso algunos estudios genéticos realizados con gemelos sugieren que ciertos genes relacionados con la predisposición a la obesidad podrían "activarse" o expresarse con mayor facilidad. Y que las personas que duermen menos presentan telómeros (extremos de los cromosomas) más cortos, algo que se asocia a una menor longevidad.

Como ya he comentado, la luz es la señal principal que nuestro cerebro utiliza para modular los ritmos circadianos. Y nuestra exposición a la luz ha cambiado radicalmente durante las últimas décadas, incluso en su naturaleza, teniéndola actualmente como compañera prácticamente a todas horas. Si al desorden de dichos ritmos, le sumamos una cantidad insuficiente de sueño reparador (generando las posibles dificultades de eliminación de residuos en el entorno de las neuronas), no es descabellado pensar que como consecuencia nuestro cerebro podría estar sufriendo pequeños desajustes que afecten a su capacidad de control de todo el metabolismo.

REFERENCIAS

Return of hunger following a relatively high carbohydrate breakfast is associated with earlier recorded glucose peak and nadir (Chandler-Laney y otros, 2014)

Lipolytic suppression following carbohydrate ingestion limits fat oxidation during exercise. (Horowitz y otros, 1997)

Metabolic response to carbohydrate ingestion during exercise in males and females. (Wallis y otros, 2006)

Cerebral damage in obesity associated metabolic syndrome (Rusinek y otros, 2014)

Is your brain to blame for weight regain? (Cornier, 2011)

Insulin Action in Brain Regulates Systemic Metabolism and Brain Function (Kleinridders y otros, 2014)

Banting Lecture 2011; Hyperinsulinemia: Cause or Consequence? (2012)

Hyperinsulinemia: A unifying theory of chronic disease? (2015)

Insulin resistance is a cellular antioxidant defense mechanism (2009)

Insulin resistance protects the heart from fuel overload in dysregulated metabolic states (2013)

Insulin resistance as a physiological defense against metabolic stress: implications for the management of subsets of type 2 diabetes (2013)

Impaired insulin action in the human brain: causes and metabolic consequences (2015)

Higher glucose levels associated with lower memory and reduced hippocampal microstructure (Kerti, 2013)

Sensoty.specific appetition: Postingestive detection of glucose rapidly promotes continued consumption of recently encountered flavor (Myers y otros, 2012)

20 years of leptin: Connecting leptin signaling to biological function (Allison y otros, 2014)

Leptin activates anorexigenic POMC neurons through a neural network in the arcuate nucleus (Cowley y otros, 2001)

Advances in understanding the interrelations between leptin resistance and obesity (Pan y otros, 2014)

Dietary components in the development of leptin resistance (Vaselli y otros, 2013)

Leptin resistance and the response to positive energy balance (Morrison, 2008)

Leptin resistance: a prediposing factor for diet-induced obesity (Scarpace y otros, 2009)

Diet-induced obesity leads to the development of leptin resistance in vagal afferent neurons (Lartigue y otros, 2011)

The blood-brain barrier as a cause of obesity (Banks y otros, 2008)

Triglycerides induce leptin resistance at the blood-brain barrier (Banks y otros, 2004)

Triglyceride sensing in the reward circuitry: A new insight in feeding behaviour regulation (Cansell y otros, 2015)

Does Hypothalamic Inflammation Cause Obesity? (Wissé y oros, 2009)

Hypothalamic damage is associated with inflammatory markers and worse cognitive performance in obese subjects (Puig y otros, 2014)

Bacteria, viruses, and hypothalamic inflammation: Potential new players in obesity (Wierucka-Rybak y otros, 2014)

Hypothalamic inflammation and the central nervous system control of energy homeostasis (Pimentel y otros, 2014)

Hypothalamic inflammation in the control of metabolic function (Valdearcos y otros, 2015)

Hypothalamic inflammation and gliosis in obesity (Dorfman y otros 2015)

Ghrelin signalling and obesity: At the interface of stress, mood and food reward (Schellekens y otros, 2012)

Diet-induced obesity causes ghrelin resistance in arcuate NPY/AgRP neurons (Briggs y otros, 2010)

Metabolic status regulates ghrelin function on energy homeostasis (Briggs y otros, 2011)

Ghrelin-mediated appetite regulation in the central nervous system (Kirsz y otros, 2011)

Ghrelin mimics fasting to enhance human hedonic, orbitofrontal cortex, and hippocampal responses to food (Goldstone y otros, 2014)

Ghrelin enhances cue-induced bar pressing for high fat food (2015)

Mind over milkshakes: mindsets, not just nutrients, determine ghrelin response (Crum y otros, 2011)

The future role of gut hormones in the treatment of obesity (Troke y otros, 2014

Effects of meals high in carbohydrate, protein, and fat on ghrelin and peptide YY secretion in prepubertal children (Lomenick y otros, 2009

High protein intake stimulates postprandial GLP1 and PYY release (van der Klaauw AA y otros, 2011)

Comparison of postprandial profiles of ghrelin, active GLP-1, and total PYY to meals varying in fat and carbohydrate and their association with hunger and the phases of satiety (Gibbons y otros, 2013)

Gastrointestinal hormones and the dialogue between gut and brain (Dockray, 2014)

Role of Gut Microbiota and Short Chain Fatty Acids in Modulating Energy Harvest and Fat Partitioning in Youth (2016)

Obesity, inflammation, and the gut microbiota (Cox y otros, 2014)

Microbiome: A complicated relationship status (Deweerdt, 2014)

The Gut Microbiota Reduces Leptin Sensitivity and the Expression of the Obesity-Suppressing Neuropeptides Proglucagon (Gcg) and Brain-Derived Neurotrophic Factor (Bdnf) in the Central Nervous System (Schele y otros, 2013)

The Role of Gut Microbiota on Insulin Resistance (Caricilli y otros, 2013)

Meta-analyses of human gut microbes associated with obesity and IBD (Walters y otros 2014)

The Influence of Whole Grain Products and Red Meat on Intestinal Microbiota Composition in Normal Weight Adults: A Randomized Crossover Intervention Trial (2014)

Microbes on the mind (Shen, 2015)

Neuroimaging and obesity: current knowledge and future directions. (Carnell S y otros, 2012)

Reward processing in obesity, substance addiction and non-substance addiction (García y otros, 2014)

Obesity, Food, and Addiction: Emerging Neuroscience and Clinical and Public Health Implications (Potenza, 2013)

Gain in Body Fat Is Associated with Increased Striatal Response to Palatable Food Cues, whereas Body Fat Stability Is Associated with Decreased Striatal Response (2016)

Brain imaging demonstrates a reduced neural impact of eating in obesity (2016)

Relation of obesity to consummatory and anticipatory food reward (Stice y otros, 2013)

Abdominal fat is associated with a greater brain reward response to high-calorie food cues in Hispanic women. (Luo S y otros, 2013)

Emotional eating is associated with increased brain responses to food-cues and reduced sensitivity to GLP-1 receptor activation (Biomendaa y otros, 2015)

Relative ability of fat and sugar tastes to activate reward, gustatory, and somatosensory regions. (Stice E y otros, 2013)

Gastroenteric hormone responses to hedonic eating in healthy humans (Monteleone y otros, 2013)

Melatonin Signaling Controls Circadian Swimming Behavior in Marine Zooplankton - (Tosches, 2014)

Sleep duration and obesity among adults: a meta-analysis of prospective studies (Wu y otros, 2014)

Sleep Drives Metabolite Clearance from the Adult Brain (Xie y otros, 2013)

Sleep Restriction Enhances the Daily Rhythm of Circulating Levels of Endocannabinoid 2-arachidonoylglycerol (2015)

Insufficient sleep undermines dietary efforts to reduce adiposity (Nedeltcheva y otros, 2010)

Metabolic and endocrine effects of sleep deprivation (Copinschi, 2005)

Sub-chronic sleep restriction causes tissue specific insulin resistance (Madhu y otros, 2014)

Sleep restriction for 1 week reduces insulin sensitivity in healthy men (Buxton y otros, 2010)

Meta-Analysis of Short Sleep Duration and Obesity in Children and Adults (Capuccio y otros, 2008)

Sleep duration and body mass index in twins: a gene-environment interaction (Watson y otros, 2012)

Dietary intake following experimentally restricted sleep in adolescents (Beebe y otros, 2013)

Acute Sleep Deprivation Enhances the Brain's Response to Hedonic Food Stimuli: An fMRI Study (Benedict y otros, 2012)

Prefrontal Cortex to Accumbens Projections in Sleep Regulation of Reward (2016)

Sleep restriction leads to increased activation of brain regions sensitive to food stimuli (St-Onge y otros, 2012)

Increased impulsivity in response to food cues after sleep loss in healthy young men (Cedernaes y otros, 2015)

The Internal Circadian Clock Increases Hunger and Appetite in the Evening Independent of Food Intake and Other Behaviors (Scheer y otros, 2013)

Sleep Restriction Enhances the Daily Rhythm of Circulating Levels of Endocannabinoid 2-arachidonoylglycerol (2015)

Circadian regulation of metabolism (Bailey y otros, 2014)

Meta-analysis on night shift work and risk of metabolic syndrome (wang y otros, 2014)

Acute dim light at night increases body mass, alters metabolism, and shifts core body temperature circadian rhythms (Borniger y otros, 2014)

Light as a central modulator of circadian rhythms, sleep and affect (LeGates y otros, 2014)

2.2 EMOCIONES Y ADICCIONES

Hasta este momento hemos hablado de los alimentos y de comer, de nuestro metabolismo y de su relación con el cerebro de una forma bastante racional, aséptica, incluso fría. La bioquímica y la neurología nos han marcado las reglas con las que hemos ido avanzando y, como ocurre con todas las disciplinas científicas, he procurado que la base haya sido el rigor y la objetividad.

Sin embargo, es inevitable que al mezclar el cerebro y la comida no hablemos de emociones, de sentimientos y de la perspectiva más subjetiva del sobrepeso. Porque es evidente que para los seres humanos, el comer es mucho más que una necesidad fisiológica, una actividad metabólica o un proceso controlado hipotalámicamente.

Aunque para cualquier persona el término equivalente a "emoción" se asocia fácilmente a multitud de conceptos e interpretaciones, su conceptualización desde el punto de vista científico es realmente complicada. Sabemos con bastante precisión cuál es su origen, su núcleo, el cerebro, a pesar de que a lo largo de la historia diferentes culturas han situado el origen de las emociones en diversas zonas o componentes de nuestro cuerpo: Sangre, vísceras, corazón…

Los neurólogos y psiquiatras han conseguido desglosar con bastante detalle las áreas cerebrales en las que se producen las diferentes emociones y buena parte de los mecanismos bioquímicos involucrados: La tristeza, la alegría, la angustia, el miedo, todos ellos son consecuencia de la actividad de grupos de neuronas específicos activados por diferentes tipos de neurotransmisores. Aunque a muchos no les guste una perspectiva tan poco metafísica, la profundidad de los sentimientos humanos parece ser bastante terrenal y es consecuencia del maravilloso titilar bioquímico de las neuronas.

Pero por ahora dejaremos a un lado la cuestión de las sensaciones que nos provoca el comer, ya que profundizaremos en ello más adelante y porque me gustaría tratar en primer lugar un aspecto concreto de esta relación entre las emociones y la alimentación, a modo de introducción. Me refiero al impacto emocional de la obesidad, a un tipo de sentimiento negativo asociado al sobrepeso, un tema que ha llegado a tal trascendencia que merece que le dediquemos una especial atención.

El estigma de ser gordo

No creo que nunca se haya hecho una encuesta similar, pero si diéramos la posibilidad a las personas obesas de pedir tres deseos a un imaginario genio de la lámpara convertido en realidad, con seguridad la mayoría de ellas dedicarían uno de ellos a librarse de su problema de sobrepeso.

Aunque normalmente no se exteriorice claramente ni a todas horas, una de las principales razones de insatisfacción personal suele ser esa. No solo porque es un factor negativo desde el punto de vista de la salud, que lo es y todos lo sabemos, la razón principal tiene más que ver con el aspecto físico y con lo que dicho aspecto transmite a los demás. Resulta que ser gordo se ha convertido en un poderoso estigma social, que se extiende imparable y en paralelo al aumento de la prevalencia del sobrepeso. Y que además parece crecer en intensidad con el paso de los años.

Todo esto no es una hipótesis basada en suposiciones o testimonios quejosos y poco rigurosos. Los estudios en los que se ahonda en este tema desde un punto de vista científico llevan décadas realizándose. Los psicólogos han preguntado en numerosas ocasiones y de forma sistemática sobre los sentimientos y percepciones de la sociedad ante las personas con sobrepeso, sea cual sea la relación con ellos: desconocidos, compañeros, familiares o amigos. Y los resultados son increíblemente duros.

Por un lado en el ámbito estético y sexual, los cuerpos con porcentajes de grasa superiores y divergentes con las referencias más de moda, sufren un rechazo constante e intenso. Nos guste o no, existe un poderoso instinto que nos impulsa a elegir pareja sexual desde la perspectiva del atractivo físico, un atractivo físico estandarizado en base a unos modelos que aunque son inaccesibles y exclusivos para la mayor parte de la población, se difunden constantemente como el paradigma de la salud y la belleza. Aunque los sujetos de nuestra especie siempre se hayan preocupado por resultar atractivos para el sexo contrario, como ocurre con los sujetos de cualquier especie que se reproduzca sexualmente, probablemente este sea el momento histórico en el que, por primera vez, la mayor parte de ellos consideren que ese objetivo es prácticamente imposible de alcanzar. O dicho de otra forma, nunca se había llegado a niveles tan bajos de autoestima como los actuales relacionados con la propia imagen. Si sufre obesidad, estoy seguro que conoce el doloroso sentimiento de "sentirse poco atractivo", así que no creo que este problema requiera de más explicaciones.

Pero el problema va más allá de las injustas y desequilibradas comparaciones con modelos idealizados que nos hacen sentirnos infelices y poco deseados. Desgraciadamente, ha arraigado en la sociedad un poderoso sentimiento de prejuicio hacia las personas obesas, asociado a diversos aspectos de la supuesta personalidad de estas personas, relacionado con su valía y sus capacidades personales. Que da lugar a una discriminación encubierta, salvaje y cruel.

No, lamentablemente no estoy exagerando ni un ápice. Los estudios muestran claramente que la mayor parte de nosotros creemos que las personas obesas tienen menos fuerza de voluntad y son más perezosas. Y que son más glotones, claro, de ahí su sobrepeso. Porque la mayoría pensamos que es consecuencia casi exclusiva de su responsabilidad. Solo por esto la cosa pintaría muy fea, pero no se queda ahí, ni mucho menos. Además, proyectamos estas supuestas debilidades a otros hábitos de sus capacidades, lo que nos lleva a pensar que son menos eficaces y eficientes en sus actividades, que rinden menos en el trabajo y que incluso son menos inteligentes.

Permítame ser menos formal y decirlo claramente: la mayor parte de la sociedad considera "inferiores" a las personas obesas y tiene interiorizados prejuicios muy similares a los asociados al racismo o al sexismo, contra los que tanto se ha luchado durante los últimos siglos.

No exagero, los datos e investigaciones sobre el tema lo confirman una y otra vez. A pesar de presentar conocimientos y competencias equivalentes a las personas delgadas, las obesas consiguen una menor valoración en todas las etapas y situaciones de sus vidas, desde las notas del colegio hasta los puestos de responsabilidad en las empresas.

Lo sé, probablemente usted esté pensando que soy un poco sensacionalista y puede que no se sienta identificado con lo que he contado. Usted no discrimina a los gordos, ¿verdad? Pero debe saber que normalmente no somos conscientes de estos prejuicios y los negamos rotundamente, autoengañándonos de forma sistemática. Los estudios son bastante concluyentes y coinciden en sus resultados. El fenómeno es real y no hay edad ni estrato social que esté libre de él. Además, este estigma que puede relacionarse con un aumento de riesgo de sufrir trastornos psicológicos y de la personalidad, queda grabado de por vida y se mantiene incluso si en algún momento de la vida se consigue adelgazar. Vamos, que es para siempre.

Déjeme ponerle unos cuantos ejemplos para profundizar en unas cuantas situaciones, quizás le ayuden a ser consciente de esta desasosegante realidad.

Por ejemplo, no hay personaje público y popular que sufra sobrepeso que no tenga que lidiar con frecuencia con bromas de mal gusto y venenosos ataques dirigidos a su persona debido a su físico. Cada poco tiempo suelen tener repercusión lamentables situaciones en las que profesionales conocidos y que trabajan en el mundo del espectáculo (presentadores, cantantes, actores, etc.) tienen que dar continuamente explicaciones por "su condición". La política no es excepción y los expertos en marketing político saben que la obesidad es un verdadero lastre a la hora de conseguir popularidad y votos.

Pero no hace falta ser famoso o conocido para que la gente piense que uno es menos capaz por ser obeso. Se ha observado que es un prejuicio universal, que se proyecta sobre casi cualquier persona, sea cual sea la relación que se tenga con ella. Y del que no se libra nadie, ni siquiera

117

aquellos que deberían estar más sensibilizados con la cuestión, los profesionales sanitarios.

Por ejemplo, los médicos con peso normal muestran una clara discriminación hacia sus colegas con sobrepeso. Opinan que suelen ser peores profesionales y que los pacientes confían menos en los consejos que vengan de un médico con ese problema. Algo que se confirma al preguntarles a los propios pacientes que, en efecto, en general suelen considerar a estos doctores como menos fiables y tienden a hacer menos caso de sus recomendaciones y consejos.

Pero la cosa no queda ahí, el fenómeno es recíproco y se extiende en sentido contrario, desde el médico al paciente, llegando a tal extremo que podría influir negativamente en el ejercicio de la profesión. Hay investigaciones que han comprobado que un elevado porcentaje de profesionales sanitarios que tratan la obesidad, como médicos y nutricionistas, infravaloran y culpabilizan a sus pacientes de su exceso de peso. Algo que es prácticamente impensable cuando se sufre cualquier otra dolencia o enfermedad. Esta situación se ha detectado incluso en edades tempranas, en la época de estudiantes de esos futuros profesionales sanitarios, que ya presentan claros sesgos contra las personas obesas.

Evidentemente, no es algo que ellos manifiesten abiertamente, de hecho es probable que lo nieguen de forma rotunda si se les pregunta directamente, pero los psicólogos lo han podido identificar con relativa facilidad haciendo las preguntas pertinentes y de la forma adecuada para poder conseguir una información honesta y fiable.

El estigma de la obesidad es duro para cualquiera, pero resulta especialmente doloroso entre los niños y adolescentes. Los estudios muestran que el porcentaje de afectados entre los más pequeños va en aumento, también paralelo al propio aumento de la obesidad. Y que sumado al sufrimiento que deben soportar debido a sus limitaciones físicas y de salud, tienen que soportar el infligido por los prejuicios de sus compañeros, que una vez más les suelen considerar los principales responsables de su problema. Dado que los niños tienen menos inhibiciones, transmiten estos prejuicios de forma mucho más explícita, provocando una disminución de relaciones amistosas y aumentando el rechazo y aislamiento del afectado. Que en algunos casos termina con episodios que incluyen acoso, violencia física y psíquica y que pueden derivar en impactos emocionales muy graves, hasta el punto de que llegan a mantenerse latentes de por vida.

En las sociedades más modernas se trabaja intensamente por eliminar la discriminación de cualquier tipo, luchando por la igualdad de oportunidades. Se ha avanzado mucho combatiendo el racismo y el sexismo, pero el colectivo de las personas con sobrepeso se encuentra casi huérfano de ayuda en este sentido.

De hecho, en ocasiones toda esta estigmatización se refuerza y consolida gracias a los que, supuestamente, están trabajando por combatir la obesidad. La suma de políticos incompetentes y de publicistas cuyo único objetivo es la notoriedad, nos ofrece como resultado lamentables campañas publicitarias antiobesidad que, con el único fin de llamar la atención y desplegarse viralmente, utilizan mensajes e imágenes impactantes, duras y estigmatizantes, presentando sin ningún escrúpulo a las personas obesas y sus familiares como los principales culpables de su situación. A pesar de que los estudios han mostrado en repetidas ocasiones que este tipo de estrategias impactantes y culpabilizadoras no motivan a los principales afectados a cambiar sus hábitos y perder peso. Pero no hay año que algún país no meta la pata con una campaña de este tipo.

A riesgo de resultar repetitivo y por si acaso todavía alguien no lo tiene claro, no quisiera finalizar este apartado sin recordar que las investigaciones mejor diseñadas y más rigurosas fallan a la hora de demostrar que la obesidad es consecuencia directa de la pereza o falta de fuerza de voluntad. Así que ya va siendo hora de trabajar de forma convencida para eliminar el injusto estigma que sufren las personas obesas, no solo por razones éticas y morales, también porque su presencia es claramente contraproducente y añade dificultades en la lucha contra el exceso de peso.

Alimentos como drogas

Tras esta primera incursión en el universo emocional desde la perspectiva del estigma hacia la obesidad, vamos a volver a centrarnos en el proceso de la alimentación y en el acto de comer provoca en nuestro cerebro. En concreto, volvemos a sumergirnos en el ámbito del placer y la recompensa.

Si bien la condición de obeso tiene un intenso y en general negativo efecto emocional en la vida de quien la sufre, como hemos visto en capítulos anteriores la comida puede aportar sensaciones muy positivas y gratificantes. Especialmente si ofrece unas características sensoriales diseñadas para activar poderosamente el circuito de recompensa. A nadie le resulta nada difícil imaginarse disfrutando de su comida favorita y sintiéndose estupendamente mientras lo hace.

Sin embargo, estas percepciones tan agradables pueden distorsionarse y llegar a asociarse a comportamientos y circunstancias muy poco apetecibles. Comer sin parar, dificultad para sentirse satisfecho, pensar en la comida con mucha frecuencia, desear intensamente algunos tipos de alimentos, incluso a todas horas, sentimientos posteriores de culpabilidad… es probable que una o varias de estas situaciones le sean familiares a muchas personas obesas. La realidad es que una gran cantidad de personas con problemas de sobrepeso describen su relación con la comida con situaciones de este tipo, transmitiendo cierto grado de falta de control y la imposibilidad de tomar las riendas de dicha relación. Frases que son muy parecidas a las que utilizan los adictos al tabaco o el alcohol o incluso a otras sustancias más toxicas y peligrosas. Y que generan comportamientos parecidos, o al menos así lo afirman algunos de los que los viven a diario.

Pero ¿se puede ser adicto a la comida? ¿Puede calificarse un alimento como una sustancia adictiva? ¿Tiene sentido y utilidad científica hacer ese tipo de analogía o comparación?

Durante los últimos años estas ideas han ido tomando relevancia y la publicación de estudios sobre el tema ha sufrido un crecimiento casi exponencial, explorando y analizando esta posibilidad. Y ya hay una cantidad significativa de expertos que consideran que uno de los factores que podría estar impulsando la epidemia mundial de obesidad podría ser la capacidad de ciertos alimentos de llegar a ser adictivos, de forma similar a como lo son las drogas. Un enfoque que tiene detractores y defensores, pero que ha generado multitud de investigaciones y resultados bastante interesantes, como vamos a ir analizando durante las próximas páginas.

Para empezar, conviene intentar concretar de qué hablamos cuando nos referimos al término "adicción". De una forma genérica, podríamos decir que la adicción es un estado que se caracteriza por el consumo compulsivo de una sustancia o por la práctica compulsiva de un comportamiento. En ambos casos resultan gratificantes a corto plazo, pero pueden tener también efectos negativos asociados, sobre todo a largo plazo.

El proceso para llegar a la adicción es familiar para cualquiera que haya sido fumador o haya coqueteado con el alcohol o el cannabis. Se suelen comenzar probando en pequeñas cantidades, por curiosidad o influencias sociales, porque producen una sensación placentera o porque ayudan a sentirse desinhibido. Al principio su consumo suele ser esporádico, pero al pasar el tiempo, si la costumbre se mantiene, puede aumentar de forma progresiva, tanto en frecuencia, como en cantidad. Casi de forma imperceptible, se va generando poco a poco una sensación de necesidad, que dependiendo del tipo de sustancia, del estilo de vida y de cada persona, sigue un proceso más o menos rápido. Es el proceso de convertirse en adicto a dicha sustancia.

Conviene aclarar que los expertos suelen procurar no utilizar demasiado el término "adicción", ya que científicamente no es demasiado preciso. En general, suelen inclinarse más por manejar los conceptos de "abuso" (referidos a un consumo o práctica excesivos y compulsivos) y "dependencia" (refiriéndose al intenso sentimiento o sensación de necesidad de continuar con dicho consumo o práctica cada cierto tiempo), que concretan mejor la relación y los comportamientos patológicos asociados. Yo lo seguiré utilizando a lo largo del libro por comodidad, ya que este no es un texto académico y permite en una sola palabra sintetizar todas esas ideas, pero a los expertos no les falta razón para preferir las otras dos acepciones.

Aunque todos estamos familiarizados con lo que es una adicción, sus mecanismos de funcionamiento siguen siendo bastante misteriosos para la ciencia. Conocemos sus síntomas y sus efectos, pero ¿qué está ocurriendo a nivel fisiológico y molecular en nuestro organismo que nos impulsa a perder el control y a desear intensamente algo que puede ser tan tóxico y dañino? Una vez más, la clave está en el cerebro, ya que es el lugar en el que se producen los efectos y las alteraciones que modifican estos comportamientos. Aunque las investigaciones se remontan a unas cuantas décadas atrás, es ahora cuando se están encontrando pruebas de cierta solidez para poder plantear algunas hipótesis sobre esta disciplina. Aunque todavía las preguntas sigan siendo muchos más numerosas que las respuestas.

Todas las sustancias consideradas adictivas, entre otros efectos, tienen la capacidad de aumentar la actividad de la dopamina en diversas áreas del cerebro. Sí, de nuevo nos encontramos con este neurotransmisor, algo esperable porque es el que "hace funcionar" gran cantidad de neuronas, incluidas aquellas relacionadas con las sensaciones placenteras e incluidas en el circuito de recompensa. Históricamente se ha pensado que el consumo repetitivo de sustancias adictivas durante largo periodos de tiempo puede ir "insensibilizando" los receptores de la dopamina, creando una especie de "resistencia" a la misma, como ocurre con la insulina o la leptina. Podríamos decir que ante tantas y tantas "inundaciones" de este neurotransmisor, "se van acostumbrando" y como consecuencia, el cerebro cada vez necesitaría más concentración de dopamina para conseguir mantener las mismas sensaciones.

De esta forma, si en diversas zonas cerebrales que controlan la motivación y ciertas sensaciones de deseo su concentración no es "la necesaria", se generarían las conocidas situaciones de síndrome de abstinencia, dependencia y consumo compulsivo. Podríamos decir que las neuronas dopaminérgicas, aquellas que, entre otras cosas nos empujan a tomar decisiones y a ponernos en acción, estarían "pidiendo" cada vez más y más dopamina para poder estar "tranquilas".

Sin embargo, posteriores investigaciones han ido observando que este modelo es incompleto y probablemente incluso erróneo. La adicción es un fenómeno mucho más complejo, existen más neurotransmisores que influyen en el sistema (por ejemplo, los cannabinoides) y probablemente debería explicarse con una combinación diversa de mecanismos bioquímicos y genéticos.

Las hipótesis más recientes han desarrollado modelos basados en las modificaciones epigenéticas que podrían producir todas estas sustancias. La epigenética es una rama de la ciencia relativamente reciente que está atrayendo una gran cantidad de atención y de recursos y que podría ser muy prometedora para gran cantidad de aplicaciones médicas. Dado que conocerla con cierto rigor requeriría de explicaciones muy largas y técnicas, intentaré resumir el concepto, con el único objetivo de que pueda entender la idea global que hay detrás.

Cuando se habla de factores epigenéticos en este contexto, se está haciendo referencia a ciertos mecanismos de regulación de los genes, normalmente moléculas que no forman parte de los mismos pero que influyen en su funcionamiento. Dependiendo de la configuración y el estado de estas moléculas, que son susceptibles a cambios debidos a la acción de factores ambientales y de entorno, los genes pueden sufrir variaciones en su funcionamiento. Hasta el punto de que hay moléculas que por mecanismos epigenéticos permiten que los genes se expresen o no, es decir, que se activen o desactiven.

Y como seguramente ya sabe, los genes son las unidades de información del genoma, allí donde reside las instrucciones básicas de todo nuestro cuerpo, incluida la síntesis de proteínas y hormonas.

Últimamente la epigenética está consiguiendo una significativa visibilidad mediática ya que se están descubriendo numerosos genes asociados a ciertas enfermedades, cuya expresión podría controlarse en un futuro relativamente cercano por mecanismos epigenéticos. Bastaría con manipular las moléculas de este tipo que los "rodean". Las posibilidades son inmensas, ya que esta tecnología permitiría diseñar terapias que sirviesen para prevenir multitud de esas enfermedades e incluso combatirlas, pero por el momento son solo eso: posibilidades.

Volviendo al presente, lo cierto es que estamos sometidos a factores ambientales que también son capaces de modificar esas moléculas. Y si dichas moléculas hacen que algunos genes involucrados en la síntesis de ciertas proteínas u hormonas se activen, los efectos pueden ser considerables. Si estas nuevas hormonas o proteínas sintetizadas son capaces de alterar nuestra fisiología, podrían llegar a suceder cambios celulares o neuronales que se tradujeran en modificaciones graves en el comportamiento. Como por ejemplo, las alteraciones que se observan durante el síndrome de abstinencia o la falta de control ante comportamientos compulsivos. Es decir, la adicción.

Investigando en torno a estos principios, hay expertos que afirman que el gen llamado Delta-FOSB está directamente relacionado con la adicción y creen haber probado que esta relación es algo más que una asociación y que tiene naturaleza de causa-efecto. Además, se han desarrollado hipótesis que sugieren que un consumo elevado y repetitivo de "comida hedónica" podría dar lugar a los mencionados cambios moleculares epigenéticos, que provocarían una activación progresiva de los genes Delta-FOSB, cuya actividad podría afectar gravemente a áreas cerebrales concretas. Quizás incluso de forma irreversible, lo que explicaría la idea bastante extendida de que una adicción es prácticamente imposible de curar (lo cual no significa que sea imposible de tratar ni que no se pueda aprender a apartarla de nuestras vidas y llevar una vida normal, como atestiguan miles los numerosos casos de personas adictas recuperadas).

Volviendo al tamaño real

La investigación en torno al modelo epigenético y en torno a los mecanismos moleculares de la adicción es un área apasionante en la que queda mucho por investigar, que además de nuevas terapias puede ayudar a los científicos a caracterizar y concretar el problema, es decir, a saber realmente qué es y cómo sucede. Pero nosotros ahora vamos a volver a nuestra escala habitual y a centrarnos un poco más en conocer el concepto a nivel clínico, que es la perspectiva que con más facilidad nos puede ayudar a entender el fenómeno. Y la perspectiva desde la que los profesionales sanitarios llevan a la práctica las diferentes teorías, mediante el contacto con los pacientes y los diferentes tratamientos.

En general los profesionales sobre los que recae la tarea de luchar contra las adicciones son los psiquiatras. Así que es razonable que nos aproximemos desde esta disciplina. En concreto, desde uno de sus libros de referencia, el que se utiliza en todo el mundo para diagnosticar los principales trastornos mentales, llamado en su versión original en inglés *Diagnostic and Statistical Manual of Mental Disorders*, más conocido por sus iniciales DSM y que es editado por la Asociación Estadounidense de Psiquiatría (APA). Este voluminoso libro de cerca de un millar de páginas contiene una clasificación de los trastornos mentales y proporciona descripciones claras de las categorías diagnósticas, con el fin de que los expertos clínicos y los investigadores de las ciencias de la salud puedan diagnosticar, estudiar e intercambiar información, así como tratar los distintos trastornos mentales. En el momento de escribir estas líneas la edición vigente es la quinta (por lo que el manual se conoce con el nombre de "DSM-V") y fue publicada en mayo de 2013 en inglés.

La mayor parte de los contenidos del DSM-V relacionados con las adicciones se refieren a las situaciones que son consecuencia del consumo de las sustancias que ya hemos mencionado, tales como el tabaco, el alcohol, la cocaína o el cannabis. Las drogas *de toda la vida*, vamos.

Pero si rebuscamos en su índice, veremos que hay un apartado específico dedicado a los trastornos de la conducta alimentaria, en el que se habla de algunos muy conocidos como la bulimia o la anorexia, así como otros menos populares, como la "pica" o el "trastorno de regurgitación".

Pero no hay ni rastro de la *adicción a la comida* como tal.

Lo más parecido a este concepto sería el también bastante conocido trastorno "binge eating", actividad conocida en español como "atracón" o "alimentación compulsiva", que como su propio nombre indica, se refiere al hábito de comer de forma mucho más abundante de lo necesario y sin control. Y al igual que hace en el caso del resto de trastornos psiquiátricos, se incluye un listado de comportamientos de referencia para que el profesional sanitario pueda saber si realmente el paciente sufre un trastorno o no.

Estos son los cinco comportamientos asociados a dicho trastorno, el atracón:

1. Comer mucho más rápido de lo normal.
2. Comer hasta sentirse incómodamente lleno.
3. Comer grandes cantidades de comida cuando no se siente físicamente hambriento.
4. Comer solo, debido a la vergüenza por lo mucho que uno está comiendo.
5. Sentirse disgustado con uno mismo, deprimido, o muy culpable después.

El manual aporta además otros detalles para facilitar el diagnóstico, como la frecuencia del atracón, (al menos una vez a la semana), la severidad, otros comportamientos asociados, etc.

Sin embargo, la perspectiva psiquiátrica de los atracones hace referencia a una parcela muy limitada del concepto más global de la posible "adicción a la comida". Se centra únicamente en un comportamiento compulsivo, sin profundizar en otros aspectos psicológicos y fisiológicos que podrían ayudar a caracterizar el fenómeno y buscar posibles tratamientos.

Si dejamos por un momento los capítulos del DSM dedicados a los trastornos alimentarios y volvemos a aquellos en los que se tratan las sustancias adictivas, quizás podamos buscar paralelismos y comparaciones que puedan servirnos en nuestras indagaciones. En esta parte del manual se hace un completo recorrido por las más habituales, desde las más aceptadas (café) hasta las más "duras" (heroína), y en la mayoría de los casos se incluye un listado (normalmente de cerca de una docena cuestiones) sobre comportamientos y síntomas para cada caso. Una herramienta especialmente útil, ya que es muy sencilla y de fácil comprensión para facilitar un diagnóstico.

Como ya imaginará el lector, la comida no es una de las sustancias adictivas incluidas. Pero si analizamos los síntomas y detalles de algunos trastornos alimentarios incluidos - el ya mencionado "binge eating"o la bulimia nerviosa (atracones seguidos de vómitos) - es bastante sencillo encontrar paralelismos con la adicción al alcohol o a la cocaína.

Pero, afortunadamente, los trastornos alimentarios no siempre están presentes entre las personas con sobrepeso. Entonces, ¿podrían identificarse similitudes entre personas obesas que no sufran esas patologías? ¿Gente a la que en principio no se le haya diagnosticado ningún tipo de trastorno pero que tengan la lucha contra su sobrepeso como uno de sus problemas diarios?

Lo cierto es que aunque la idea es atractiva e interesante, en una primera aproximación las pegas que surgen son bastantes. ¿Cuál sería la sustancia adictiva equivalente, el azúcar, la grasas, la sal, todas ellas, alimentos complejos…? ¿Si todo el mundo tiene acceso a los alimentos, por qué no todos desarrollan adicción? ¿Cuándo se traspasa la línea entre "uso" y "abuso", qué lleva a la adicción?

Los ensayos realizados sobre animales indican con bastante certeza que las ratas pueden desarrollar adicción a alimentos ricos sobre todo en azúcar y grasas, pero con los seres humanos la cuestión parece ser bastante más compleja. Hay opiniones en ambos sentidos y al ser un enfoque tan reciente, no existe un consenso predominante al respecto. Ni siquiera hay demasiados trabajos que hayan analizado cuáles son los alimentos supuestamente más adictivos, y los que lo han hecho se han basado en valoraciones subjetivas de los propios sujetos estudiados. Como es esperable, los resultados presentan variaciones relacionadas con la cultura dietética de cada región y con el historial alimentario personal, pero en general, estos suelen ser los alimentos que los pacientes suelen calificar como "más adictivos":

- Chocolate, dulces, bollos, galletas, helado y postres.

- Snacks de intenso sabor y rápida absorción (patatas chip, aperitivos de maíz y patata, galletitas, etc.).

- Comida rápida (pizza, precocinados-rebozados, etc.)

- Pasta, pan y arroz.

Una forma de profundizar en estos conceptos e ideas podría ser la de identificar los diferentes aspectos y síntomas que suelen tenerse en cuenta en sustancias adictivas habituales y conocidas y compararlos con lo que ocurre en el caso de los alimentos, buscando paralelismos y similitudes.

Por ejemplo, una forma interesante de hacer esta comparación es observando por un lado la respuesta neuronal a las imágenes o representaciones de este tipo de comida (altamente apetecible y palatable) y por otro las imágenes de sustancias adictivas (alcohol, tabaco, cocaína...), analizando su actividad mediante resonancia magnética funcional-fMRI. Las investigaciones de este tipo desvelan que en ambos casos se produce una activación de diversas áreas relacionadas con la recompensa, principalmente liderada por el sistema dopaminergico. Pero también hay otras áreas que se activan en un caso pero no en el otro, y viceversa. Por lo tanto, existen solapamientos y coincidencias, pero también diferencias, tanto en la intensidad de la actividad neuronal como en las zonas de dicha actividad. De cualquier forma, los estudios sobre el tema son pocos y bastante heterogéneos.

Otra posibilidad de comparación es hacerla de una forma más cualitativa y con un enfoque más clínico, utilizando los criterios que el DSM-V propone para evaluar la adicción a sustancias y drogas.

Estos son los once síntomas de referencia para este caso:

1. Consumo en grandes cantidades o durante mucho tiempo.

2. Deseo persistente o esfuerzos infructuosos por reducir el consumo.

3. Gran cantidad de tiempo dedicada a la búsqueda o consumo.

4. Deseos intensos o "ansia" de consumo ("craving", en inglés).

5. El consumo recurrente impide cumplir con obligaciones.

6. Consumo a pesar de problemas recurrentes personales y sociales.

7. Reducción o abandono de otras actividades importantes.

8. Consumo en situaciones físicamente peligrosas.

9. Consumo continuado a pesar de persistentes o recurrentes problemas físicos o psicológicos.

10. Tolerancia (necesidad de aumento del consumo con el tiempo).

11. Síndrome de abstinencia.

Según el DSM, si están presentes dos o más de ellos en un periodo de al menos un año, acompañados de una sensación de malestar y deterioro significativo, podría hablarse de un inicio de adicción a una sustancia.

¿Y cuál sería el resultado de esta comparación? Pues depende. Como ya he comentado, entre personas que sufren un trastorno alimentario como atracones o anorexia, suelen encontrarse bastantes de estos síntomas, pero entre personas obesas sin este trastorno los resultados son más heterogéneos y dependen en gran medida de a cuál de los once síntomas nos refiramos.

Por ejemplo, parece haber bastantes evidencias de que los siguientes cuatro síntomas se presentan con cierta frecuencia entre una buena cantidad personas que a menudo comen demasiado:

1. Consumo en grandes cantidades o durante mucho tiempo.

2. Deseo persistente o esfuerzos infructuosos por reducir el consumo.

4. Deseos intensos o "ansia" de consumo ("craving", en inglés).

9. Consumo continuado a pesar de persistentes o recurrentes problemas físicos o psicológicos.

Sin embargo, para el resto de los siete síntomas las pruebas por el momento no son demasiado sólidas (porque se han obtenido resultados poco concluyentes o porque no se han realizado estudios específicos).

Desde el punto de vista objetivo y de acuerdo a lo que dice el propio manual DSM-V, existiría un trastorno leve si están presentes 2-3 síntomas (además del mencionado malestar significativo), moderado con 4-5 síntomas y severo con 6 o más síntomas. Pero las cosas son un poco más complicadas. Para que se haga una idea de qué tipo de dudas les surgen a los científicos al hacer este tipo de comparación, el último síntoma, el síndrome de abstinencia, ilustra bastante bien las dificultades con las que se topan, ya que estamos hablando de hambre y de ganas de comer. ¿Dónde termina el apetito por necesidades energéticas y nutritivas y empieza el apetito por razones "hedónicas" o relacionadas con una supuesta adicción?

Debido a estas dificultades, algunos expertos no están demasiado por la labor de aceptar fácilmente todas estas hipótesis. Opinan que la evaluación de los síntomas no está suficientemente estructurada y que tiene riesgos de caer en cierta subjetividad, especialmente cuando se realiza con un enfoque de "autoevaluación", es decir, cuando se deja en manos del paciente el hacer su propia valoración. Otros creen que hay síntomas que no son aplicables porque no se ha demostrado con estudios su existencia real en el caso de hablar de alimentos. Ocurre especialmente con algunos considerados muy importantes (ya que se relacionan con procesos y mecanismos bioquímicos que explican la adicción), tales como el mencionado síndrome de abstinencia o la tolerancia. Según ellos, hacen falta estudios que ratifiquen su existencia.

Los más críticos también destacan que tampoco es aplicable algo muy habitual en las sustancias adictivas, el peligro de intoxicación aguda (que acarrea graves problemas de salud e incluso la muerte) en casos de consumo muy elevados, como bien saben los consumidores de drogas como la heroína o la cocaína. Pero también es cierto que con otras sustancias, como con el tabaco, tampoco se suele presentar.

Por lo tanto, existen bastantes aspectos en común, solapamientos y coincidencias, pero también alguna diferencia importante, así que podría decirse que por el momento no existe un consenso claro sobre el tema. Parece que la mayoría de los expertos simplemente no tienen una opinión formada, así que la controversia sigue en pie. Leyendo la ya significativa bibliografía y los primeros estudios científicos la situación podría resumirse de la siguiente forma: Hay quien cree que hablamos de fenómenos distintos porque no se cumplen al dedillo todas las condiciones, y quien piensa que las cosas no son blancas o negras y que como la medicina no es como las matemáticas, el hecho de aplicar los conceptos y enfoques de la adicción podría ser útil en la lucha contra la obesidad.

A modo de curiosidad, quizás les interese saber que esta posible adicción a los alimentos también guarda ciertos paralelismos con otros tipos de trastornos incluido en el DSM-V, los no relacionados con sustancias adictivas. En este grupo se incluyen comportamientos como el juego patológico (más conocido como ludopatía), la cleptomanía, la piromanía y otros menos conocidos. Casi todos ellos comparten síntomas familiares entre algunas personas con sobrepeso, como los intentos infructuosos de control y la preocupación y malestar que generan en la persona.

Bien, independientemente de las similitudes que encontremos con otras patologías, lo cierto es que en la psiquiatría oficial no se ha consolidado el concepto de "trastorno de adicción a la comida" o algo parecido. Al menos en las referencias bibliográficas más utilizadas por sus profesionales todavía no se ha hecho un hueco este concepto, aunque existan otros trastornos alimentarios conocidos y tratados desde hace tiempo. Pero eso no significa que no se estén abordando interesantes iniciativas - por el momento aisladas y que requieren de maduración y perfeccionamiento - para poder diagnosticar y tratar patologías de esa naturaleza.

Una de las más interesantes y que probablemente más haya ayudado a difundir la hipótesis de adicción alimentaria la gestaron investigadores de la Universidad de Yale. En el año 2009 desarrollaron un cuestionario específico sobre adicción a la comida, basándose en los listados de síntomas de las sustancias adictivas del DSM IV. Aunque en un principio fue una propuesta un poco solitaria y excepcional, el creciente interés entre los científicos por el tema ha ido convirtiéndola en una respetada referencia. Hoy en día la llamada "Escala de Yale para la adicción a la comida" (*Yale Food Addiction Scale* en inglés o *YFAS*) es una herramienta bastante conocida y utilizada y aparece citada prácticamente en todas las investigaciones sobre la cuestión.

El documento original estaba formado por 25 ítems, que pretendían ser equivalentes a los relacionados con el abuso de sustancias. Posteriormente se amplió a 35 items y se desarrolló la siguiente versión simplificada del mismo, formada por nueve ítems, para facilitar su utilización en grandes estudios epidemiológicos:

1. Me encuentro a mí mismo consumiendo ciertos alimentos a pesar de que ya no tener hambre.
2. Me preocupo por reducir ciertos alimentos.
3. Me siento débil o cansado de comer en exceso.
4. Paso tiempo tratando con sentimientos negativos por comer en exceso ciertos alimentos, en vez de pasar tiempo en actividades importantes, tales como tiempo con la familia, amigos, trabajo o diversión.
5. Tengo síntomas físicos de abstinencia tales como la agitación cuando reduzco ciertos alimentos. (NO incluir bebidas con cafeína: café, té, cola, bebidas energéticas, etc).
6. Sigo consumiendo los mismos tipos o cantidades de alimentos a pesar de los problemas emocionales y/o físicos relacionados con mi forma de comer.
7. Comer la misma cantidad de alimentos no reduce las emociones negativas ni aumenta las sensaciones placenteras de la manera que solía hacerlo.
8. Mi comportamiento con respecto a los alimentos y la alimentación me causa un malestar significativo.
9. Experimento problemas significativos en mi capacidad de funcionar eficazmente (rutina diaria, trabajo/escuela, actividades sociales, actividades familiares, dificultades de salud) debido a los alimentos y la alimentación.

¿Se siente identificado con alguno de estos síntomas? Debe saber que, a grandes rasgos, el diagnóstico se considera positivo si en los últimos 12 meses se han mantenido dos condiciones: que haya identificado con una frecuencia mínima de dos veces por semana al menos uno de los dos últimos síntomas (ítems 8 o 9) y también al menos tres de los siete primeros síntomas, con una frecuencia similar.

Al igual que en el caso de las sustancias, cuantos más síntomas haya, mayor se considerará la severidad del trastorno.

Los primeros estudios realizados con esta metodología indican que la posible prevalencia de esta posible patología podría considerarse significativa, especialmente entre personas obesas adultas; se calcula que una quinta parte de ellas podría sufrirla. Y, sorprendentemente, una de cada diez personas con peso normal, también. Por su parte, en el colectivo infantil y adolescente con sobrepeso las primeras estadísticas arrojan resultados incluso más preocupantes, que oscilan entre uno y dos tercios de afectados.

Una vez más, el consenso sobre su validez no es algo homogéneo, ni mucho menos. Según los defensores de la escala YFAS, estos porcentajes de incidencia son una clara evidencia de que existen alimentos que pueden crear adicción y que pueden ser parte del origen del grave problema de obesidad mundial. Y según sus detractores, deja fuera a demasiadas personas con sobrepeso como para considerarse algo clínicamente útil y efectivo.

El tiempo y la ciencia nos aclararán si futuras ediciones del DSM incluirán entre sus páginas algo parecido a la adicción a la comida, con un listado de síntomas similar al de la Escala de Yale, lo cual daría un importante impulso a la perspectiva psiquiátrica en el tratamiento de la obesidad. Y que podría ser un nuevo y poderoso frente de batalla para aumentar las posibilidades de victoria en esta guerra que no parece tener final.

Estrés y alimentación

Llegados a este punto, el esquema inicial descrito en capítulos anteriores, en el que analizábamos la ingesta de alimentos desde dos perspectivas - homeostática, cuando se come para cubrir necesidades energéticas y hedónica, cuando se come por placer - se vislumbra menos definido. Aunque ese modelo nos puede ser útil para entender mejor cómo funciona nuestro cerebro a la hora de gestionar el apetito, realmente es un órgano cuyas partes no funcionan de forma aislada, más bien al contrario, ya que se interrelacionan en todo momento mediante complejos patrones de conexión, a pesar de que cada una de ellas pueda especializarse en ciertas tareas concretas.

Ciertamente hay alimentos que nos aportan un placer especial, unas sensaciones únicas, que quizás se pueda demostrar que crean dependencia. Pero el acto de comer siempre ha jugado un papel fundamental en la sociedad humana. Tanto en el pasado como en la actualidad. Comer es un relevante acto social, en el que además de adquirir energía y nutrientes, nos relacionamos con la familia, los amigos y los compañeros de trabajo. Por otro lado, como veremos con detalle en el próximo capítulo, la publicidad sobre alimentos y comida ha llegado a los matices más avanzados del marketing, creando un universo social que hace que los alimentos que compramos y guardamos en nuestras casas sean mucho más que una fuente de energía, llegando incluso a ser parte del conjunto de elementos que nos posicionan socialmente.

En resumen, el comer se ha convertido en un proceso neurológicamente aún más complejo y que entrelaza sutil pero firmemente emociones y necesidades fisiológicas, cerebro con metabolismo, neuronas con sistema digestivo. Así que no es descabellado deducir que las variables que puedan afectar a ese universo emocional y de sensaciones, incluidas las relaciones sociales y la forma en la que percibimos el mundo que nos rodea, puedan influir en las decisiones por las que comemos. E incluso ser impulsoras de cambios en los comportamientos alimentarios, llegando quizás a las situaciones semipatológicas o poco recomendables con las que se encuentran los profesionales sanitarios cada vez con mayor frecuencia.

Evidentemente, si hablamos de emociones intensas e influyentes y de gran prevalencia entre la población, el primer candidato que probablemente nos venga a la cabeza será el estrés. Es una de las dolencias que los médicos de familia suelen diagnosticar con más asiduidad y probablemente una de las etiquetas que caracteriza a la forma de vida moderna o de las sociedades consideradas desarrolladas; prácticamente todos lo hemos sufrido en mayor o menor grado en alguna ocasión: esa sensación de preocupación y angustia profunda debida a las prisas, la falta de tiempo, los problemas sin resolver y el agobio constante.

Pero el estrés no es una enfermedad moderna, ha acompañado al ser humano desde épocas ancestrales. Realmente no es más que una reacción del organismo al prepararse para afrontar una situación que percibe como amenazante o que va a requerir un esfuerzo especial o extraordinario. Ante ese tipo de situaciones de emergencia, de alerta o peligrosas, genera una respuesta natural y que ha sido necesaria para la supervivencia en la historia evolutiva de una gran parte de los seres vivos.

Desde el punto de vista somático, el estrés se compone de una cascada de respuestas ordenadas desde el sistema nervioso central, que producen significativos cambios fisiológicos, psicológicos y conductuales durante un tiempo limitado: la segregación de una serie de moléculas y elementos disparan procesos bioquímicos que provocan importantes cambios en la actividad nerviosa y neuronal y que se convierten en familiares sensaciones y síntomas: nerviosismo, inquietud, aceleración del corazón, pupilas dilatadas, sudoración, erizamiento de los vellos de la piel, aumento de la presión arterial, disminución de la libido, etc. Es importante entender que todos estos cambios tienen un único objetivo, el asegurar los recursos fisiológicos en los lugares realmente necesarios del cuerpo, redireccionando en la medida en la que haga falta, los flujos de sangre al corazón, músculos y cerebro.

Por ejemplo, imagine que detecta un sonido que sospecha que delata la presencia de un depredador peligroso. Su cuerpo se concentra, los latidos se disparan, los músculos se tensan, todo se prepara para actuar de inmediato (correr, huir, defenderse) y repararse lo antes posible en caso de que ocurra un enfrentamiento y dé lugar a algún daño. Como es lógico, estas circunstancias se mantendrán mientras la situación no se resuelva, mientras exista una elevada posibilidad de que el organismo tenga que responder a un trance extremo y de elevados requerimientos. Y cuando finalmente ocurre el desenlace - preferiblemente con la comprobación de que no era más que un roedor entre los arbustos – toda esta actividad bioquímica se frena e incluso se revierte, haciendo que el cuerpo y el metabolismo vuelvan a la normalidad.

El problema, entonces, no es todo este proceso, no es el estrés en sí mismo, ya que es una reacción fisiológica importante y necesaria. El problema surge cuando aumentan su duración y frecuencia hasta extremos que podríamos calificar como anormales. Como ocurría con la inflamación – una reacción normal y necesaria para restaurar daños concretos en nuestro cuerpo pero patológica si está presente de forma continua - cuando el estrés deja de ser algo puntual y se vuelve crónico, aparecen las dificultades y nuestro cuerpo empieza a sufrirlo como algo negativo.

Es lo que ocurre en el estilo de vida actual, en el que para la mayoría de la población ya no existen de forma tan clara situaciones de gran peligro o urgencia para las que hay que prepararse y a las que hay dar una rápida respuesta. Paradójicamente, la sociedad moderna vive más segura que nunca y se expone a una cantidad muy limitada de riesgos reales, pero sin embargo está continuamente estresada. Convive con pensamientos y preocupaciones que no comienzan ni finalizan, se mantienen durante largo tiempo, nunca terminan de resolverse por completo y que se encadenan, entrelazan y magnifican, creando un universo de inquietudes contra el que es muy difícil combatir, ya que es difuso y al mismo tiempo enormemente amplio. Un universo creado por nuestra propia mente y que es consecuencia de la complejidad de dicha forma de vida, que quizás no sea más difícil, pero que tiene muchos más matices. Un modelo de sociedad lleno de pequeñas incertidumbres cuya resolución no es "blanco o negro", "sí o no". Un universo en el que las relaciones humanas han alcanzado un nivel de sofisticación al que nunca se había llegado con anterioridad.

Pues bien, resulta que los estudios epidemiológicos suelen encontrar entre las personas obesas niveles de estrés crónico superiores a la media. Algo que podría parecer incluso paradójico, ya que el estrés suele bloquear o ralentizar necesidades fisiológicas básicas como la alimentación (y las señales relacionadas como el hambre) para poder centrarse en lo realmente importante y urgente, la acción. De hecho, es conocido el "nudo en el estómago" o la falta de apetito en situaciones de tensión. ¿Cómo explicar esta contradicción? ¿Por qué entonces las personas continuamente estresadas no están más delgadas?

La respuesta la podemos encontrar en los capítulos anteriores, en los que hemos analizado las razones por las que comemos, y en los ensayos clínicos realizados sobre el tema, claro. Los estudios en animales revelan que, efectivamente, ellos también sienten ese "nudo en el estómago", porque el estrés que les provocan los experimentadores altera su ingesta y suele conducirles a comer menos de lo normal cuando se le facilita su alimento habitual (un pienso específico que se les ofrece a diario). Sin embargo, cuando se modifican los componentes de dicho pienso para que ofrezca una elevada recompensa, es decir, cuando se convierte en algo altamente palatable y sabroso, especialmente con la adición de azúcar, la reacción es justamente la contraria ante el estrés: Su consumo aumenta.

La explicación a esta aparente contradicción puede encontrarse tanto en los mecanismos bioquímicos como en los procesos psicológicos que suceden. Una de las áreas cerebrales involucradas en la respuesta al estrés se encuentra en el hipotálamo. ¿Lo recuerda? Es aquella zona que también regula nuestra homeostasis energética, que se asegura de que no nos quedamos sin "la gasolina" necesaria, mediante neuronas que nos provocan apetito o saciedad y que nos impulsan a comer o a dejar de hacerlo. Pues bien, como ya hemos visto, la cascada de procesos que da comienzo ante el estrés incluye la generación de gran cantidad de compuestos bioquímicos y hormonas, entre las que cabe destacar una de la familia de los glucocorticoides y que es muy conocida: el cortisol. Al cortisol también se le conoce como "hormona del estrés" y normalmente se encuentra en mayor concentración al levantarse y en menor al acostarse, estando íntimamente relacionada con los ciclos circadianos.

¿Y cómo se relaciona esta hormona con el apetito y el deseo de comer? Pues bien, resulta que para la segregación del cortisol (y otros glucocorticoides) es necesario que se segregue antes otra hormona previa, que es la que desencadena una especie de "reacción en cadena", que finaliza con la secreción de glucocorticoides y cortisol. Y ahora sabemos que uno de los lugares en los que se fabrica esta hormona previa es el hipotálamo. Así que podríamos explicar la situación con una analogía: cuando el hipotálamo está "ocupado" en esa tarea, las neuronas encargadas de despertar nuestro apetito homeostático no parecen estar muy por la labor de provocarnos apetito y recordarnos que tenemos que comer.

Sin embargo, lo que ocurre en otras áreas cerebrales, las asociadas al circuito de recompensa en relación con alimentos de gran palatabilidad, tiene un contexto bastante diferente. Por lo visto, a los humanos nos ocurre lo mismo que a las ratas, que aumentaban su consumo de pienso palatable cuando se les sometía a una situación de estrés. Y la respuesta a las altas concentraciones de cortisol son coherentes con esta realidad (y contraria a la perspectiva de la "alimentación homeostática"). Los expertos han detectado que el cortisol está presente en mayores concentraciones en personas que sufren trastornos alimentarios como los atracones o la bulimia. Además, diversos estudios han asociado también una elevada reactividad al cortisol (segregación en grandes cantidades ante una situación estresante) con una mayor tendencia al consumo de alimentos que aportan elevada recompensa. Así que es evidente que en el caso de alimentos muy gratificantes no podemos hablar de "nudo en el estómago" ante el estrés, más bien al contrario, parece que en cierta medida buscamos el pequeño momento de placer que nos aportan para compensar el malestar.

Para colmo, hay estudios que relacionan la presencia de esta hormona en grandes cantidades y durante largos periodos de tiempo con diversos desajustes metabólicos, sobre todo cuando actúa en sinergia con grandes concentraciones de insulina (hiperinsulinemia). En esos casos se suele detectar más creación de grasa corporal y dificultad para utilizarla como fuente de energía. Vamos, que también podría decirse que las personas estresadas son menos eficaces quemando calorías que el resto.

Las respuestas a toda esta indeseable y problemática situación las encontramos de nuevo en la red de procesos bioquímicos de nuestro organismo. Al parecer, el cortisol interacciona con otras hormonas como la insulina y la leptina, entorpeciendo a su vez las posibles interacciones de éstas con otros compuestos relacionados con sus funciones normales. Y cuando el cortisol está presente de forma continua y repetida, puede llegar a desajustar el equilibro global de todo el sistema. Por otro lado, hay investigaciones que han comprobado que también podría estar relacionado con la resistencia a ambas hormonas (aunque no se puede asegurar la causalidad), con las consecuencias "desajustadoras" que ello conlleva, como ya hemos visto en capítulos anteriores.

Para rematar la faena, su exceso tiene como consecuencia el aumento de la concentración del neuropeptido-Y (NPY) y de la grelina e inhibe la segregación de insulina, dificultando la creación de señales de saciedad en las correspondientes neuronas, que serían el "freno" que nos ayuda a combatir los deseos de comer.

El problema añadido con el estrés es que puede considerarse como otro de esos factores que crea un círculo vicioso y que realimenta continuamente la rueda de la obesidad. Desde hace mucho se sabe que los elementos y situaciones considerados "negativos" refuerzan el uso de sustancias adictivas compensatorias, como las drogas y el alcohol. El estrés crónico, con su angustia y su interminable malestar, puede considerarse una "situación negativa", así que si realmente existen aspectos comunes entre la adicción a la comida y la adicción a las drogas, las conexiones serían evidentes. Además, las personas con sobrepeso con frecuencia se someten a dietas estrictas o etapas de importantes restricciones alimentarias o calóricas, que suelen provocar una eterna percepción de escasez y que puede tener como efecto secundario la generación de una sensación de tensión y angustia durante gran parte del día.

Cuando se unen ambos factores (restricción + estrés), los análisis de actividad cerebral indican que se reduce la recompensa que aportan los "alimentos hedónicos", es decir, se vuelven menos satisfactorios y se vuelve necesario comer más cantidad para cumplir las expectativas generadas. Y también aumenta la receptividad a otro tipo de neurotransmisores relacionados con la adicción, los opioides, que al igual que la dopamina, tienen la capacidad de empujarnos a buscar una sustancia y hacernos sentir deseos de consumirla para activar aún más el circuito de recompensa.

Como puede observar, de nuevo los neurotransmisores que activan las neuronas que nos hacen tomar la decisión de un consumo repetitivo y sin control vuelven a ganar la partida, aunque estas decisiones no sean precisamente las que más nos gustan. Generándonos un comportamiento que si se repite una y otra vez durante años, incluso podría llegar a convertirse en un trastorno grave.

Evidentemente, es difícil hablar del estrés sin desembocar en disfunciones psicológicas de naturaleza similar aunque de mayor entidad clínica, como por ejemplo la depresión. Como puede suponer sin necesidad de ser un especialista, en este caso la problemática se agudiza y complica de forma importante. La incidencia de la depresión entre las personas obesas es especialmente elevada y la influencia del aumento del cortisol y de marcadores de inflamación, desajustando el sistema neuroendocrinológico, se ha observado en diversas investigaciones recientes.

Es probable que futuros estudios asocien más patologías psiquiátricas y psicológicas con la obesidad. Considerando la cada vez más clara relación con el cerebro y comprobando que sus raíces se hunden profundamente en nuestro universo de sensaciones y emociones, es esperable que sus caminos se entrecrucen mucho más de lo que hasta ahora habíamos imaginado.

REFERENCIAS

'It's on your conscience all the time': a systematic review of qualitative studies examining views on obesity among young people aged 12-18 years in the UK (Rees y otros, 2014)

Just as smart but not as successful: obese students obtain lower school grades but equivalent test scores to nonobese students (MacCann y otros, 2013)

Are overweight and obese youths more often bullied by their peers? A meta-analysis on the correlation between weight status and bullying (2015)

The affective and interpersonal consequences of obesity (Levine y otros, 2015)

Perceived Weight Discrimination and Changes in Weight, Waist circumference, and Weight Status (Jackson y otros, 2014)

The stigma of obesity in the general public and its implications for public health - a systematic review (Sikorski y otros, 2011)

Residual stigma: psychological distress among the formerly overweight (Levy y otros, 2012)

Who is to blame for the rise in obesity? (Lusk y otros, 2013)

Primum non nocere: obesity stigma and public health (Vartanian y otros, 2013)

Beliefs, attitudes and phobias among medical and psychology students towards people with obesity (Soto y otros, 2014)

Weight bias among UK trainee dietitians, doctors, nurses and nutritionists (Swift y otros, 2013)

The academic penalty for gaining weight: a longitudinal, change-in-change analysis of BMI and perceived academic ability in middle school students (Kenney y otros, 2015)

Weight bias in 2001 versus 2013: Contradictory attitudes among obesity researchers and health professionals (Tomiyama y otros, 2014)

Impact of Physician BMI on Obesity Care and Beliefs (Bleich y otros, 2012)

The effect of physicians' body weight on patient attitudes: implications for physician selection, trust and adherence to medical advice (Puhl y otros, 2013)

Physicians build less rapport with obese patients (Gudzune y otros, 2013)

Public reactions to obesity-related health campaigns: a randomized controlled trial (Puhl y otros, 2013)

Fighting obesity or obese persons? Public perceptions of obesity-related health messages (Puhl y otros, 2013)

Effects of messages from a media campaign to increase public awareness of childhood obesity (Barry y otros, 2014)

Low Message Sensation Health Promotion Videos Are Better Remembered and Activate Areas of the Brain Associated with Memory Encoding (Seelig y otros, 2014)

Fatness predicts decreased physical activity and increased sedentary time, but not vice versa: support from a longitudinal study in 8- to 11-year-old children (Hjorth y otros, 2013)

Fatness leads to inactivity, but inactivity does not lead to fatness: a longitudinal study in children (Metcalf, 2010)

Eating on impulse: the relation between overweight and food-specific inhibitory control (Houben y otros, 2014)

Food quality and motivation: a refined low-fat diet induces obesity and impairs performance on a progressive ratio schedule of instrumental lever pressing in rats (Blaisdell y otros 2014)

Natural Rewards, Neuroplasticity, and Non-Drug Addictions (CM Olsen, 2011)

The Neurobiology of Addiction: Where We Have Been and Where We Are Going (Koob, 2009)

Epigenetic mechanisms of drug addiction (Nestler, 2013)

Evidence for sugar addiction: Behavioral and neurochemical effects of intermittent, excessive sugar intake (Avena, 2008)

Food Cravings in a College Population (Weingarten y otros, 1991)

Food cravings, food intake, and weight status in a community-based sample population (Chao y otros, 2014)

Rice and sushi cravings: A preliminary study of food craving among Japanese females (Komatsu , 2008)

Food liking and craving: A cross-cultural approach (Zellner y otros, 1999)

Food cravings and energy regulation: the characteristics of craved foods and their relationship with eating behaviors and weight change during 6 months of dietary energy restriction (Gilhooly y otros, 2007)

Which foods may be addictive? The roles of processing, fat content, and glycemic load (Schulte y otros, 2015)

Excessive Sugar Consumption May Be a Difficult Habit to Break: A View From the Brain and Body (Tryon y otros)

The contribution of brain reward circuits to the obesity epidemic (Stice y otros, 2012)

The generation and inhibition of hedonically-driven food intake: Behavioral and neurophysiological determinants in healthy weight individuals (Ely y otros, 2013)

Food Addiction in the Light of DSM-5 (Meule, 2014)

Food and drug cues activate similar brain regions: a meta-analysis of functional MRI studies (Tang y otros, 2012)

Overweight adolescents' brain response to sweetened beverages mirrors addiction pathways (Ewing y otros, 2016)

Reward processing in obesity, substance addiction and non-substance addiction (García y otros, 2015)

A Qualitative Study of Binge Eating and Obesity From an Addiction Perspective (Curtis y otros, 2014)

Is food addiction a valid and useful concept? (Ziauddeen y otros, 2013)

Eating addiction", rather than "food addiction", better captures addictive-like eating behavior (Hebebrand y otros, 2014)

The Neurobiological Underpinnings of Obesity and Binge Eating: A Rationale for Adopting the Food Addiction Model (Smith y otros, 2012)

Five years of the Yale Food Addiction Scale: Taking stock and moving forward (Meule, 2014)

The Prevalence of Food Addiction as Assessed by the Yale Food Addiction Scale: A Systematic Review (Pursey y otros, 2014)

Food-addiction scale measurement in 2 cohorts of middle-aged and older women (2014)

Food Addiction in Overweight and Obese Adolescents Seeking Weight-loss Treatment (2015)

A new insight into food addiction in childhood obesity (2014)

Rationale and Consequences of Reclassifying Obesity as an Addictive Disorder: Neurobiology, Food Environment and Social Policy Perspectives (Allen y otros, 2012)

The Addiction Potential of Hyperpalatable Foods (Gearhart y otros, 2011)

Striatocortical pathway dysfunction in addiction and obesity: differences and similarities (Tomasi y otros, 2013)

Obesity Is Associated with Decreased μ-Opioid But Unaltered Dopamine D2 Receptor Availability in the Brain (Karlsson y otros, 2015)

The association of "food addiction" with disordered eating and body mass index (Geardhart y otros, 2014)

How prevalent is "food addiction"? (Meule, 2011)

Obesity and the brain: how convincing is the addiction model? (Ziaudeen y otros, 2012)

Clearing the Confusion around Processed Food Addiction (Ifland y otros, 2015)

Stress as a common risk factor for obesity and addiction (Sinha y otros, 2013)

Stress augments food 'wanting' and energy intake in visceral overweight subjects in the absence of hunger (Lemmens y otros, 2011)

Stress, eating and the reward system (Adam y otros, 2007)

Chronic stress exposure may affect the brain's response to high calorie food cues and predispose to obesogenic eating habits (Tryon y otros, 2013)

Daily Stressors, Past Depression, and Metabolic Responses to High-Fat Meals: A Novel Path to Obesity (Kiecolt-Glaser y otros, 2014)

Eating behavior and stress: a pathway to obesity (Sominsky y otros, 2014)

Acute stress and food-related reward activation in the brain during food choice during eating in the absence of hunger (Born y otros, 2010)

Immediate effects of chocolate on experimentally induced mood states (Macht, 2007)

Metabolic disturbances connecting obesity and depression (Fulton y otros, 2013)

Depression and inflammation: Examining the link (Almond, 2013)

2.3 UN CEREBRO ENGATUSADO

A diferencia de lo que ocurre con las plantas, los animales no disponemos de un metabolismo capaz de obtener energía de la luz solar, de elementos inorgánicos u otras fuentes similares. Así que necesitamos absorber elementos orgánicos, normalmente utilizando como fuente otros seres vivos, para poder conseguir energía, ya que sin energía no es posible la existencia. Por lo tanto, podría afirmarse que para la supervivencia es absolutamente fundamental la obtención de diversa materia orgánica a partir de otros seres vivos, lo que explica el por qué estamos tan bien diseñados para buscar y obtener alimentos y la gran cantidad de recursos que dedicamos a ello la mayor parte de los animales.

Ciertamente, la mayor parte de las especies han evolucionado sobre todo (aunque no solo) impulsados por dos variables fundamentales: ser eficaces buscando alimentos y evitar convertirse en el alimento de otros. Si nos paramos en la primera de ellas, la búsqueda de alimentos, y nos centramos en la clase de animales que más cercanos tenemos evolutivamente, los mamíferos, observamos que gran parte de ellos dedican casi toda su jornada a esta tarea. Se calcula que el gorila pasa unas diez horas diarias comiendo, un periodo menor que el que necesita el elefante, que requiere de casi todo su tiempo para conseguir los más de 100 kilogramos de vegetales que le pide su organismo.

Para profundizar un poco más en esta relación entre los animales, la cantidad de alimentos que necesitan y los recursos que requieren para su obtención, vamos a aprovecharnos de una de las inquietudes de los científicos, la de querer concretar este tipo de asociaciones entre diversas variables utilizando modelos matemáticos y numéricos. Porque los biólogos ya han estudiado la relación entre el tamaño de un mamífero, el tamaño de su cerebro, el tipo de alimentación y el tiempo dedicado a la búsqueda y obtención de alimentos. Todo este trabajo ha dado sus frutos y ha conseguido explicar y prever con cierta precisión dicha relación. Y nos ha permitido deducir con bastante certeza que lo que comieron nuestros ancestros ha influido en la historia evolutiva de la excepcional inteligencia humana.

Permítame ilustrar las relaciones entre todas estas variables mediante algunas explicaciones más detalladas, algunos ejemplos y ciertas reflexiones.

Como sin duda recordará, el consumo energético de las neuronas es excepcionalmente elevado comparado con el consumo de otro tipo de células. No me refiero únicamente a las neuronas de un cerebro humano, ocurre lo mismo con las de cualquier animal. Así que cuando se obtiene energía de los alimentos, ésta se distribuye cuidadosamente por todo el organismo, pero de forma especialmente prioritaria se canaliza hacia el cerebro, ya que es un órgano primordial. Por lo tanto, las necesidades energéticas del cerebro dependerán del número de neuronas. Cuantas más neuronas, más energía hace falta. En contrapartida, el hecho de tener un cerebro con muchas neuronas permite disponer de un cerebro más complejo y desarrollar una mayor inteligencia o al menos una mayor complejidad cognitiva y nerviosa. Lo que puede ayudar a aumentar la eficacia a la hora de buscar alimentos.

Evidentemente, el metabolismo tampoco descuida los requisitos del resto del organismo, distribuyendo energía a los órganos, músculos, tejidos y huesos. Las necesidades energéticas de todo este conjunto serán mayores en la medida en la que mayor sea el tamaño del animal. Y que es una característica que puede ser útil para poder conseguir presas con mayor eficacia (más rapidez, más fuerza…).

Por otro lado, también hay que considerar que normalmente un alimento de origen animal (por ejemplo, carne) aporta más energía y nutrientes que uno vegetal, pero suele ser más difícil de conseguir, requiriendo casi siempre de más "energía neuronal" (aunque no siempre, en ocasiones es suficiente con buenos músculos y dientes). Los vegetales se pueden conseguir con más facilidad (al menos si el clima favorece su presencia), pero suele ser necesaria más cantidad para llegar a los mismos valores de energía. O, como le ocurre a los elefantes o a otros herbívoros que migran cada año, necesitan desplazarse con frecuencia tras diezmar gran parte de los recursos de una zona, dada su voluminosa necesidad de alimentos.

Como pueden apreciar, todos estos factores forman un entramado de relaciones bastante complejo. Y la evolución, actuando a lo largo de muchos milenios, ha conseguido que en cada ecosistema y para cada especie exista un equilibro entre todos ellos, incluyendo el tiempo dedicado a buscar alimentos y comer. Teniendo todo esto en cuenta y convirtiéndolo en ecuaciones y modelos matemáticos, los expertos pueden calcular tiempos necesarios de alimentación de diversas especies, en función del tamaño del cerebro y del tamaño.

Por ejemplo, se calcula que para que un primate de 120 kg pueda proveer de suficiente energía a sus neuronas, debe dedicar a alimentarse al menos ocho horas diarias. Podría decirse que el equivalente a una jornada laboral completa. Estos cálculos y modelos son bastante precisos cuando se aplican al papión, orangután y gorila en sus entornos naturales. Pero, como ya estará imaginando, no a los seres humanos.

Nuestro cerebro es una gran herramienta, que nos aporta inteligencia e ingenio para buscar y encontrar alimentos y también para otras muchas cosas, pero al tener tantas neuronas también necesita mucha energía. Así que, cuando únicamente dependíamos de los recursos de nuestro entorno, para "dar de comer" a todas ellas solo teníamos dos opciones: O dedicar mucho más de esas ocho horas diarias a la búsqueda y obtención de alimentos (con lo que sería lo único que podríamos hacer, como ocurre con algunos animales herbívoros) o recurrir a otros que aporten más energía. Por eso muchos expertos piensan que el acceso a la carne y el dominio del fuego, que permitió cocinarlos y facilitar su proceso de digestión, han jugado un papel fundamental para permitir que hayamos llegado a ser lo que somos y a conseguir el cerebro que tenemos.

De cualquier forma, todos estos estudios nos indican que, incluso encontrando alimentos más energéticos, el tiempo de dedicación a la alimentación es muy importante en todas las especies, incluida la nuestra. Es probable que nuestros ancestros más cercanos no llegaran a los extremos del gorila o el elefante, pero sin duda dedicaban también muchas horas a buscar alimentos nutritivos, probablemente mediante la recolección, la pesca y la caza. Y podemos pensar con bastante certeza que así se mantuvo durante muchos siglos, incluso en las fases evolutivas más recientes, y que fue uno de los motores que sirvió para agudizar y desarrollar nuestra inteligencia e ingenio. Podemos pensar, sin temor a equivocarnos demasiado, que además de las funciones más automáticas, gran parte de las tareas intelectuales del cerebro de nuestros antepasados estuvieron dedicadas a la mejora de la eficacia y de la eficiencia de los métodos y procesos para la obtención de comida.

Y, con seguridad, los alimentos y todo lo que les rodea ocuparon durante milenios una posición muy relevante entre sus pensamientos y reflexiones, ya que era cuestión de disponer de energía y nutrientes o no disponer de ellos. De comer o no comer en absoluto. De vida o muerte.

Sin embargo, el desarrollo tecnológico y los cambios sociales y culturales modificaron radicalmente esta situación.

Podríamos decir que esta gran transformación dio comienzo hace unos 10.000 años, cuando la agricultura y la ganadería se fueron convirtiendo en las principales fuentes para la obtención de recursos alimenticios. Sus técnicas asociadas permitieron que la energía llegara a mucha más gente, que hubiese muchos más alimentos básicos disponibles y que la complejidad de su búsqueda se redujese drásticamente. Esta forma de vida permitió disponer de alimentos de origen animal y vegetal durante gran parte del año, sin necesidad de desplazarse grandes distancias ni tener que realizar actividades demasiado peligrosas, como la caza, o de resultados inciertos, como la recolección.

Aunque la vida en el campo es dura y requiere de mucho trabajo y dedicación, aumenta de forma significativa la disponibilidad de recursos alimenticios respecto a la filosofía cazadora-recolectora. Las hortalizas, frutas y legumbres, los cereales, la leche y sus derivados y la carne fueron productos al alcance de un porcentaje mucho mayor de la población, que aunque en gran medida seguía sufriendo desnutrición y carencias de diversa índole, tuvo la oportunidad de acceder a ellos con relativa facilidad si disponía de la infraestructura y terreno necesarios.

No sin esfuerzo y trabajo, dado que no existían las avanzadas y productivas técnicas actuales y que los imprevistos climáticos podrían arruinar rápidamente las inversiones realizadas durante meses.

Pero no tuvo que pasar demasiado tiempo para que una vez más nuestra especie cambiara las reglas de juego de la naturaleza. En esta ocasión fue de forma aún más radical, mediante el despliegue de la agricultura y ganadería intensivas y la generalización del comercio.

Las técnicas productivas se hicieron más eficientes, aparecieron las economías de escala y los productores de alimentos se especializaron, permitiendo incorporar en mayor medida la mecanización y la tecnología. Se impulsó de forma exponencial la productividad y la fabricación de alimentos derivados de materias primas comunes. Y permitiendo su distribución y comercialización por todo el planeta.

Cuando el peso de la alimentación lo llevan otros

Todos estos cambios han ocurrido con más intensidad durante las últimas décadas y, junto con otras consecuencias, han permitido que la mayor parte de la población occidental tenga acceso a la alimentación básica y que no tenga que dedicar todas sus horas disponibles a preocuparse por conseguir alimentos. Por eso habitualmente el crecimiento en riqueza y salarios en un país normalmente va acompañado de un cambio drástico a la baja en el porcentaje de recursos dedicados a la adquisición de productos alimenticios. Por ejemplo, en países como Kenia o Pakistán casi la mitad de los ingresos de las familias se utilizan para este menester, mientras que en la mayoría de los países europeos es de alrededor de una décima parte del total del salario. Lo cual posibilita el poder dedicar el resto a actividades y productos a los que cada vez damos más consideración: tecnología, ocio, relaciones sociales…

En definitiva, en las sociedades más avanzadas la búsqueda de alimentos se ha convertido en algo casi trivial. No es necesario cazar, recolectar ni sembrar, hay otros que lo hacen por nosotros y a la mayoría nos es suficiente con acudir al supermercado. Estamos tan acostumbrados que no nos es fácil apreciar que esta situación es una excepcionalidad histórica. Le invito a que imagine lo que pensaría una persona de hace un par de siglos si lográramos traerla del pasado y la lleváramos a un supermercado actual. O aún mejor, piense qué ocurriría si fuese alguien de hace un par de milenios. No me cabe la menor duda de que su sorpresa sería indescriptible ante la enorme cantidad y, sobre todo, variedad de productos a su alcance, considerando que probablemente estaría acostumbrado a no ver más de una docena de ellos juntos. En el mejor de los casos.

Estos cambios sociales han afectado no sólo a la búsqueda de alimentos, también cada día dedicamos menos tiempo a su preparación. El ser humano es el único animal que con frecuencia aplica diversos procesos de transformación avanzados a lo que come. Troceado, molido, mezclado, cocido, asado... hasta el punto de haber creado en torno a estas actividades una rama del conocimiento realmente rica y compleja, incluso un arte: la cocina. Pero paradójicamente, a la par que la cocina se ha ido sofisticando, su práctica individual se ha ido reduciendo drásticamente entre la población en general. Otro factor de influencia fundamental en este proceso ha sido la relativamente reciente incorporación de la mujer a la educación avanzada y la actividad económica remunerada, quien tradicionalmente asumía el rol de ser responsable de la gestión de los alimentos durante los últimos siglos, por diversas razones culturales. Su falta de disponibilidad para este tipo de tareas ha creado una nueva necesidad: la comida preparada. Y la poderosa industria alimentaria ha respondido con la rapidez y agilidad que le caracteriza.

Es importante entender que en una economía basada en el libre mercado, el indicador prioritario de las empresas es el económico. Sea cual sea el sector, el objetivo primordial es conseguir beneficios, aunque los medios y la política para conseguir este objetivo puedan ser muy diferentes. Este modelo, como todo tipo de modelos, tiene sus ventajas e inconvenientes. Entre las ventajas podríamos destacar la obsesión por la optimización de recursos, las economías de escala y la internacionalización, permitiendo que la alimentación básica sea muy accesible y esté al alcance de la mayoría, reduciendo de forma espectacular la desnutrición y aportando energía barata de forma casi universal. Pero al pasar los años y una vez relativamente superada la fase de escasez, estamos descubriendo que este modelo también conlleva aspectos no tan positivos y que afectan notablemente a nuestros hábitos alimentarios.

La mayor parte del negocio de la alimentación está controlado por una decena de enormes compañías. Gracias su gran tamaño son capaces de tener el control de todo el proceso de creación y distribución de sus productos por todo el mundo, el cual también presenta unas características particulares cuando se habla de empresas tan grandes y mercados tan amplios. La simple obtención y distribución de múltiples variedades de alimentos frescos no es la forma en la que estos gigantes de la industria obtienen más margen y más rendimiento para sus accionistas. La minimización de los costes se consigue llevando las economías de escala al extremo, es decir fabricando cantidades inmensas de muy poca variedad de productos, algo que permite reducir su precio unitario.

Una política que podría parecer discordante con la demanda del consumidor actual, que cada día quiere más variedad. Pero no es así, porque ambas perspectivas se conjugan perfectamente en el modelo de negocio en el que se basan, partiendo de relativamente poca variedad de materias primas y finalizando con una enorme diversidad de producto acabado (o que al menos así es percibido por parte del consumidor). Aunque esa supuesta variedad no sea más que un espejismo, como veremos más adelante.

De cualquier forma, el resultado de esta filosofía es que, según algunos cálculos bastante fiables, en los supermercados norteamericanos se ofrecen más de medio millón de productos alimenticios diferentes. Un gran porcentaje de estos productos tienen como uno de sus componentes principales algún tipo de cereal refinado que se cultiva mediante agricultura intensiva a gran escala y con mucha frecuencia también contienen una buena cantidad de azúcares añadidos.

Un aspecto poco conocido pero muy relevante es que todo este modelo permite además conseguir recursos económicos extra accediendo a subvenciones y monopolizando de forma masiva ayudas multimillonarias. Cuando los gobiernos definen sus políticas para apoyar ciertas actividades económicas que se consideran prioritarias o dignas de protección por alguna razón, con frecuencia las áreas más beneficiadas suelen ser las relacionadas con el sector primario, como por ejemplo la pesca, la agricultura o la ganadería. En efecto, en ocasiones es necesario proteger estos sectores por razones económicas, sociales o medioambientales, pero la realidad es que a menudo gran parte del pastel se lo llevan las grandes empresas alimentarias para sus actividades de obtención de sus materias primas. El caso más extremo ocurre en Estados Unidos, donde las subvenciones para la producción de maíz se cifran en miles de millones de dólares anuales.

Con todas estas "reglas de juego" sobre la mesa, cobran también una especial relevancia las actividades de influencia y de generación de opinión. Los titanes de la alimentación mundial contratan a los mejores expertos - a cambio de generosos salarios - y los sitúan en posiciones y actividades estratégicas cuidadosamente identificadas. De esta forma, mediante grupos de presión, expertos y asesores e investigadores, llegan a congresos, campañas, proyectos, acciones sociales y cualquier otra iniciativa relevante relacionada con la alimentación. Siempre encontrará a algún representante de estas empresas en todas ellas, prácticamente sin excepción. Por eso no es extraño que destacados miembros de entidades de interés social denuncien de vez en cuando (aunque menos de lo que sería deseable) este intrusismo que, aunque legal, dificulta enormemente orientarse de forma eficaz a las necesidades reales de los ciudadanos, sin influencias espurias e interesadas, como por ejemplo, ha ocurrido en varias ocasiones desde la Organización Mundial de la Salud.

Toda esta maquinaria de influencia convenientemente organizada se encadena con algo que estas grandes empresas también cuidan especialmente: el marketing y los procesos de venta y comercialización, incluso con mayor mimo y dedicación que los procesos productivos. En pocos sectores es comparable la cantidad de recursos económicos dedicados a la publicidad y la comunicación y los expertos en marketing más prestigiosos (y caros) del mundo tienen entre sus mejores clientes a las empresas alimentarias y sus productos. A modo de ejemplo, en el sector de los cereales los gastos en marketing suelen llegar a duplicar a los costes de las materias primas. De hecho, como hemos visto en el capítulo dedicado a la recompensa y al placer que aportan los alimentos diseñados por la industria alimentaria, cada nuevo producto siempre viene acompañado de un detallado estudio de mercado y de viabilidad, en el que se identifica la mejor forma de presentarlo, venderlo y diseminarlo por todo el planeta. Con el objetivo de llegar al público concreto que se ha definido de forma detallada desde casi su creación.

Cuando el marketing domina al cerebro

¿Y qué posición tiene el cerebro en toda esta nueva situación? Siendo como ha sido durante milenios un órgano diseñado para buscar alimentos, una tarea fundamental para asegurar la supervivencia, los expertos en marketing han estudiado en profundidad las técnicas y estrategias más eficaces para la venta de los mismos. Con el mismo (o incluso mayor) rigor que se ha hecho en otros sectores, pero con algunas peculiaridades, debido a la singular naturaleza de los alimentos, como veremos a continuación.

La parte más automática de nuestro cerebro, aquella que funciona sobre todo por instinto, se moviliza al recibir información desde dos frentes diferentes: mensajes relacionados con lo que sentimos sobre todo en la zona de la boca y nariz mediante el acabado final del alimento (textura, sabor, olor...) y mensajes que captamos sobre todo mediante los ojos, relacionados con el aspecto del alimento y otras ideas secundarias, normalmente en forma de atractivas y apetitosas imágenes que podemos encontrar en las cajas y envases. Los dibujos y figuras se diseñan y contrastan sistemáticamente para conseguir el máximo de atención entre el público objetivo seleccionado, llegando a límites desconocidos por la mayoría de la gente. No es algo que esté al alcance de cualquiera, las empresas pequeñas normalmente tienen que jugar con otros factores de competitividad, pero los grandes fabricantes diseñan y testean cada etiqueta y cada fotografía para conseguir despertar de la forma más eficaz el deseo de llevarse a la boca el alimento en cuestión.

Un buen ejemplo de lo sofisticado de esta disciplina lo encontramos en las cajas de cereales de desayuno de las grandes empresas del sector, en las que hasta el último color tiene su razón de ser. Además de presentar el producto con un aspecto increíblemente apetitoso (y con frecuencia increíblemente irreal), ¿se ha fijado que cuando se trata de cereales infantiles, siempre se incluyen personajes divertidos (normalmente animales) con grandes ojos que miran hacia abajo? No es por capricho ni por preferencias de ningún dibujante o diseñador, sino porque se ha comprobado que este tipo de ilustraciones atraen de forma especial la atención de los niños, que sienten cómo esos personajes "les miran" sonrientes y les invitan a jugar con ellos.

También el posicionamiento del producto en el comercio se estudia y planifica de forma pormenorizada. Los productos más deseables, aquellos que nuestro instinto pide sin razonar y que se suelen comer más compulsivamente por deseos más hedónicos que energéticos, suelen ocupar posiciones privilegiadas en los puntos de venta. Como además suelen ser los que mayor beneficio aportan a sus fabricantes, se sitúan en aquellos lugares a los que con más facilidad llegan el comprador, los pasillos de paso casi obligatorio y las alturas más accesibles. Son los lugares "más valiosos" del comercio y que más rendimiento aportan a sus propietarios. Aunque no lo pretendamos, acabaremos topándonos con ellos y la probabilidad de que nos dejemos llevar por nuestros deseos más básicos y los compremos tras ver su atractivo aspecto es muy elevada.

Por todo ello, la organización de los productos en los comercios más profesionalizados se ha convertido en un elemento importante a gestionar, de forma sistemática y estructurada. Cada estantería y cada pasillo se segmentan y clasifican para ofrecer al fabricante la opción que más se ajuste a sus objetivos y recursos disponibles.

Pero los expertos de marketing no solo trabajan el lado irracional o impulsivo, también tienen muy en cuenta la parte más racional de nuestro cerebro. Aquella cuya actividad se centra sobre todo en la corteza frontal y que suele ir acompañada de reflexión y argumentación interna. Aquella que en algunos casos "luchará" contra el instinto de comprar los alimentos que mayor recompensa nos producen pero que quizás tengamos identificados como menos recomendables para la salud.

En este caso de nuevo la sofisticación del marketing es realmente asombrosa, en su búsqueda por ganar también la "batalla de la racionalidad". Para ello se vale sobre todo de dos ideas muy poderosas y también utilizadas en otros ámbitos: Mejor salud y mejor aspecto físico. Si comemos tal o cual alimento, nos nutriremos más o podremos prevenir alguna enfermedad o dolencia. O conseguiremos adelgazar o al menos evitar el sobrepeso. O ambas cosas. Esos son los mensajes fundamentales que utiliza para conseguir que los razonamientos que podamos realizar en nuestra corteza frontal finalicen con una clara y favorable conclusión. Alineada con las señales más instintivas y relacionadas con las áreas del circuito de recompensa, que finalmente nos empuje a comprar ese alimento rico... pero también sano y nutritivo.

Al menos en teoría.

Hay que reconocer que la industria sabe lo que hace. La estrategia para camelar nuestra vertiente más racional y objetiva se ha centrado en lo que podríamos llamar "nutricionismo". Mediante este término agrupo todas las actividades de identificación y difusión de la supuesta bondad de ciertos nutrientes o componentes, convirtiéndolos en los protagonistas de alimentos altamente procesados. Y en un poderoso argumento de venta.

Por ejemplo, si resulta que existen estudios que relacionan la presencia de alguna vitamina o mineral con un mejor pronóstico en alguna enfermedad o con un menor riesgo en alguna afección, basta con añadir alguna cantidad de dicho componente al alimento y lo podremos vender como "más saludable".

También podría utilizarse la táctica contraria, es decir, la comparación negativa. Para ello se destaca una supuesta "maldad" de algún componente y se ofrece un sustituto "salvador", como una opción más saludable. Por ejemplo, como hay algunos estudios observacionales que relacionan un mayor consumo de grasas con más enfermedades cardiovasculares, se presentan las grasas como algo negativo y se crean los productos sin ellas, los llamados "light". O se fomenta el consumo de carbohidratos, convirtiéndolos en los sustitutos supuestamente más recomendables de las grasas.

La primera estrategia, la de añadir componentes asociados a posibles beneficios, probablemente se ha convertido en una de las fuentes de ingresos más interesantes para sus fabricantes, hasta el punto de llegar a crear una categoría de productos alimentarios en torno a la idea. Son los llamados "alimentos funcionales". Según la normativa vigente, puede utilizarse esta denominación entre aquellos alimentos que aportan algún beneficio añadido para la salud, más allá del beneficio que el alimento aporta por sí mismo desde el punto de vista nutritivo.

El empuje de este tipo de productos ha sido tal que los organismos oficiales han tenido que pisar el acelerador a la hora de establecer la reglamentación correspondiente para poder regular la utilización de estas declaraciones de propiedades saludables (llamadas *health claims* en inglés). Sin embargo, como suele ocurrir en estos casos, la industria es bastante más ágil que la administración y parece que siempre va un paso por delante. Cada poco tiempo pone en el mercado términos, afirmaciones o palabras que, aunque no tengan un significado demasiado preciso o riguroso y sin llegar a traspasar la frontera de la legalidad consiguen que nuestro cerebro las relacione con aspectos positivos o saludables. *"Alimenta tus defensas"*, *"Te ayuda a tener huesos sanos"*, *"La fuerza que necesitas"*, *"Mejora el tránsito"*, son eslóganes cuidadosamente pensados para el cliente al que va dirigido el producto. Que, aunque tenga cierto grado de escepticismo, está deseando apartar de sus pensamientos alguna preocupación sobre su salud.

Este juego en la frontera de la legalidad suele tener como consecuencia numerosas incursiones en la exageración e incluso en el ámbito de la publicidad engañosa, lo cual puede desembocar en denuncias. Sin embargo, no suele ser un escollo difícil de superar, ya que la normativa es bastante laxa y con pequeños cambios de estrategia la cosa suele solucionarse con rapidez.

A pesar de que realmente ninguno de estos alimentos en su conjunto ha probado nunca que sea realmente útil para mejorar la salud.

Como lo oye, no hay un solo estudio que haya demostrado de forma rigurosa un beneficio claro, más allá de los indicadores intermedios habituales que se suelen utilizar. Es decir, que no se ha podido comprobar qué enfermedades concretas se combaten o cuánto disminuye la mortalidad tomando alguno de estos alimentos funcionales.

Para colmo, la normativa está diseñada para poder hacer afirmaciones relacionadas con un componente aislado, por ejemplo *"tal micronutriente en tanta cantidad se asocia a menores índices de tal enfermedad"*. Este tipo de reglamentación permite a los fabricantes no tener ninguna obligación de aclarar que quizás comiendo un plátano o un filete conseguiremos una cantidad mucho mayor de dicho micronutriente, acompañado de otra buena cantidad de nutrientes más, probablemente de forma más sabrosa y gastando bastante menos dinero. Ni tampoco les obliga a detallar otros componentes menos favorables que podrían incluso tener el efecto contrario al de la *"health claim"*.

Por ejemplo, el calcio añadido a algunos lácteos es uno de los argumentos que mejor los vende, sobre todo entre aquellas mujeres con cierta edad y riesgo de osteoporosis. Se han encontrado asociaciones entre la falta de calcio y una mayor osteoporosis, pero eso no significa que tomando ciertos alimentos suplementados con calcio (normalmente lácteos) se pueda prevenir de forma efectiva esta enfermedad, que depende de gran cantidad de factores, algunos de ellos todavía desconocidos. De hecho, también se sabe que un exceso de calcio podría tener efectos negativos para el riesgo de enfermedad coronaria. Y además, muchos de esos lácteos a los que se les ha añadido calcio, aportan también gran cantidad de azúcar, cuyo efecto en la salud puede ser bastante poco favorable, especialmente entre las personas que sufren sobrepeso.

El resultado de todo este nuevo negocio es fácil de comprobar dándose un sencillo paseo por el supermercado y comparando las afirmaciones de propiedades saludables entre alimentos de diferentes zonas. Es lo que han hecho de forma más sistemática algunos expertos y se han encontrado con que, paradójicamente, los alimentos frescos, aquellos que los estudios asocian una y otra vez a una mayor longevidad y a una mejor salud, prácticamente no ofrecen ningún tipo de promesa. Las hortalizas, las frutas, la carne y el pescado se suelen exponer "tal cual", como mucho con su precio y origen. Los que se ofrecen empaquetados pero sin demasiado procesamiento, como las legumbres, frutos secos, conservas y congelados de pescado y vegetales frescos, también relacionados con una buena salud, suelen limitarse a la composición nutricional y poco más. Sin embargo, las zonas dominadas por los alimentos funcionales, entre los que destacan cereales, galletas y "lácteos complejos", el bombardeo de mensajes, imágenes y señales que sugieren una mejor salud es sencillamente brutal.

Y nuestro cerebro, diseñado por la presión evolutiva durante cientos de miles de años para ser especialmente sensible e ingenioso ante señales relacionadas con la alimentación, tiene todas las de perder ante estas tácticas de persuasión.

Como ya hemos visto anteriormente, por un lado nuestra vertiente irracional está dominada por el instinto y reacciona antes señales básicas como la visión de los alimentos o el recuerdo de los mismos, que activan las neuronas del circuito de recompensa y las inundan de dopamina, generando esa sensación de deseo intenso e incontrolable. Y la cara más racional o reflexiva es convenientemente "reprogramada" mediante mensajes, ideas y asociaciones muy persuasivas, disfrazadas de rigor y ciencia y que sugieren beneficios notables para la salud o el aspecto físico.

Ambas perspectivas convergen irremediablemente y nos llevan a tomar la decisión más esperable y deseable por la industria alimentaria: buscar e ingerir sus productos.

Los niños, el eslabón más débil

Esta situación se ve especialmente agravada en el caso del consumidor infantil, mediante un uso perverso de la publicidad alimentaria dirigida a dicho público.

Al igual que en el caso de los adultos, el cerebro de los niños también es sensible a las señales sensoriales más primarias, especialmente las asociadas a los sabores más dulces, anticipando placer y recompensa ante alimentos llenos de azúcar y de aspecto crujiente y apetitoso. Pero entre los más pequeños la segunda perspectiva, la racional, tiene una dimensión muy diferente a la de los mayores. En este caso no tiene demasiado sentido el concepto de "patrón alimentario saludable", ya que es algo de naturaleza claramente preventiva, orientado al futuro lejano y que exige la planificación de los comportamientos actuales. Un conjunto de conceptos para los que el cerebro del niño no está preparado. Como bien saben todos los que son padres, la perspectiva a largo plazo es algo que se va desarrollando con la madurez y es prácticamente imposible convencer de algo a un niño en base a promesas futuribles.

Por ello la psicología industrial y los expertos en marketing utilizan un enfoque diferente entre los más pequeños a la hora de reforzar el deseo homeostático y hedónico que generan sus productos de apetitoso aspecto. Los mensajes publicitarios se centran en otro tipo de beneficios, adaptados al universo infantil, relacionados con su necesidad de juego y diversión. La técnica más conocida y evidente es la de regalar juguetes, cromos o similares, pero hay otras prácticas que son más utilizadas y que llegan a la parte profunda de esa corteza cerebral. Incluyen la utilización de personajes coloridos, a menudo animales y mascotas simpáticas y adorables, como ya he explicado con miradas dirigidas hacia ellos. Siempre transmiten alegría y energía, algunos en escenas que sugieren que son excepcionales practicando algún tipo de deporte, otros mostrando poderes maravillosos y sobrenaturales tras alimentarse con los mágicos nutrientes de los que está formado el alimento. Se prometen sabores deliciosos y todo ello en un entorno lleno de alegría y juegos.

También la sofisticación y poder del marketing alimentario infantil ha llegado a niveles realmente impresionantes. Las empresas alimentarias recurren a los mejores creadores, diseñadores y animadores para crear agresivas campañas publicitarias que repiten de forma incansable mensajes perfectamente adaptados a este universo y lenguaje infantil, especialmente en el tiempo de ocio y entretenimiento, utilizando sobre todo la TV y los videojuegos. Los programas infantiles se han vuelto muy rentables para las cadenas de televisión, pudiendo ser interrumpidos continuamente con mensajes publicitarios o con esponsorizaciones encubiertas sin recibir a cambio ningún tipo de queja, ya que para el niño estos *spots* incluso suelen ser más divertidos y satisfactorios que los propios programas.

Y, una vez más, las normas ayudan más bien poco. Aunque en muchos países se han establecido criterios reguladores, habitualmente se utilizan mecanismos de autocontrol liderados por los propios anunciantes, muy poco interesados en el rigor de su cumplimiento.

Pero ¿quién pone el cascabel a este gato? La cruda realidad es que sin anunciantes no hay financiación y sin financiación no hay televisión.

Sin embargo, considerando que los niños son incapaces de apreciar que les están intentando convencer de algo y que la inhibición o represión alimentaria es prácticamente inexistente en su cerebro, ya que se guían primordialmente por sentidos como el sabor, aspecto y olor y por los refuerzos positivos, podrán imaginar que se encuentran enormemente indefensos ante esta avalancha de señales emocionales que no buscan su bienestar ni su salud, sino simplemente vender más productos. Productos alimenticios que, casualmente, no son vegetales, frutas o alimentos frescos, sino cereales de desayuno, bollería, dulces y bebidas y refrescos azucarados.

La situación ha llegado a un punto realmente preocupante. Resulta que en la actualidad los alimentos que se venden para nuestros hijos son nutricionalmente peores que los que se venden para nosotros, los adultos. La mayoría presenta casi siempre cantidades exorbitadas de azúcar y un sabor dulce, precisamente el primero que el cerebro del bebé es capaz de percibir y detectar. Un sabor que activa continuamente su circuito de recompensa y que si está omnipresente en todo lo que come durante toda su infancia, acabará convirtiéndose en una sensación imprescindible cada vez que se introduzca un alimento en la boca.

La publicidad televisiva no es, ni mucho menos el único ámbito en el que actúa el marketing alimentario dirigido a los niños. El patrocinio de todo tipo de actividades de este colectivo es especialmente atractivo, ya que la posibilidad de posicionar sus productos y marcas asociándolos a algo que les gusta o les resulta divertido es magnífica.

Pero la práctica de este tipo que más perversa me parece (y que más me enoja) es la que tiene el estilo "campaña de salud". Estas iniciativas, normalmente lideradas por alguna asociación o fundación tras la que se oculta la empresa alimentaria que la soporta, suele utilizar a profesionales sanitarios sin demasiados escrúpulos para justificar sus argumentos y a políticos incompetentes para conseguir el tirón mediático necesario y los permisos para poder entrar en los colegios. A los que, con frecuencia, no tienen rubor en "compensar" adecuadamente. Y mediante charlas, folletos, carteles, páginas webs y regalos, enredan a niños, profesores y familias en una dinámica disfrazada de beneficio social pero cuyo único objetivo es insertar en la parte más racional del cerebro de todos ellos los argumentos necesarios que les impulsen a elegir sus productos a la hora de realizar la compra para el desayuno, el almuerzo o la merienda.

Si en alguna ocasión llega a sus oídos alguna campaña en el colegio de sus hijos con un eslogan del tipo "un desayuno saludable" o "por una merienda equilibrada", le recomiendo que indague un poco. Probablemente detrás esté algún comercio o fabricante que, utilizando afirmaciones no demostradas, mitos o estudios convenientemente interpretados, solo piensa en "colocar" sus productos, casi siempre poco saludables y alejados de la fruta, las hortalizas y los alimentos frescos.

Y le animo a que lo denuncie en las instancias pertinentes.

REFERENCIAS

Alimentación y desarrollo encefálico en la evolución del linaje humano (Perez-Iglesias JI, 2012)

Metabolic constraint imposes tradeoff between body size and number of brain neurons in human evolution (Fonseca-Azevedo y otros, 2012)

Proximity of foods in a competitive food environment influences consumption of a low calorie and a high calorie food (Privitera y otros, 2014)

Salt Sugar Fat: How the Food Giants Hooked Us (Michael Moss, 2013)

Eating beyond metabolic need: how environmental cues influence feeding behabior (Johnson, 2013)

Food marketing targeting youth and families: what do we know about stores where moms actually shop? (Rooney y otros, 2014)

The effects of food advertising and cognitive load on food choices (Zimmerman, 2014)

Eyes in the Aisles: Why Is Cap'n Crunch Looking Down at My Child? (Wansink y otros, 2014)

A systematic review of persuasive marketing techniques to promote food to children on television (Jenkin y otros, 2014)

Art of persuasion: an analysis of techniques used to market foods to children (Hebden y otros, 2011)

The influence of the Children's Food and Beverage Advertising Initiative: change in children's exposure to food advertising on television in Canada between 2006-2009 (Potvin y otros, 2014)

'I saw Santa drinking soda!' Advertising and children's food preferences (Lioutas y otros, 2014)

Evaluation of food and beverage television advertising during children's viewing time in Spain using the UK nutrient profile model (Romero-Fernandez y otros, 2013)

Influence of food companies' brand mascots and entertainment companies' cartoon media characters on children's diet and health: a systematic review and research needs (Kraak y otros, 2015)

Marketing foods to children: a comparison of nutrient content between children's and non-children's products (2014)

Evaluating Industry Self-Regulation of Food Marketing to Children (Kunkel y otros, 2015)

Sugar as part of a balanced breakfast? What cereal advertisements teach children about healthy eating (LoDolce y otros, 2013)

Food and beverage advertising during children's television programming (Scully y otros, 2014)

Influence of Spanish TV commercials on child obesity (2015)

Evaluating Industry Self-Regulation of Food Marketing to Children (Kunkel y otros, 2015)

PARTE 3 - REPROGRAMANDO EL CEREBRO

Antes de plantear propuestas y soluciones para intentar dar respuesta a muchas de las cuestiones que han ido surgiendo a lo largo del libro, quisiera ser totalmente honesto con usted y dejarle clara una cosa: como he repetido en numerosas ocasiones, muchas de las hipótesis y teorías que hemos ido tratando se encuentran en fases muy tempranas de maduración. Aunque se están realizando descubrimientos importantes y muy reveladores, al estudio profundo de la relación entre el cerebro y el sobrepeso le queda mucho por hacer, Así que, como puede deducir, si las hipótesis todavía no son demasiado sólidas, hay que ser muy cuidadoso con las propuestas de tratamiento práctico real.

La verdad es que los ensayos clínicos diseñados desde perspectivas neurológicas y psicológicas y que aporten resultados esperanzadores en la lucha contra la obesidad son muy escasos. En algunos temas prácticamente inexistentes. Por lo tanto, las recomendaciones que va a leer en esta parte del libro están planteadas basándose en las conclusiones de una buena cantidad de estudios científicos, pero desde la prudencia, por lo que con frecuencia serán bastante genéricas y, por qué no decirlo, hasta conservadoras.

Y recuerde: siempre es un buen consejo mantener cierto nivel de escepticismo y espíritu crítico.

3.1 REAJUSTANDO EL TERMOSTATO

Tras conocer las numerosas variables ambientales y de entorno relacionadas con sus hábitos y su forma de vida que pueden estar "desajustando" su cerebro y creando problemas de funcionamiento, lo razonable es empezar por saber cuáles de esos hábitos deberíamos cambiar para conseguir normalizar la maquinaria bioquímica y metabólica que regula nuestra ingesta energética.

Por un lado, tenemos que centrarnos en los sistemas que controlan la homeostasis energética, especialmente los sensores nerviosos y principales hormonas, y por otro los procesos relacionados con el circuito de recompensa. Vuelvo a repetir que realmente no se ha probado que existan varios tipos de ingesta claramente diferenciados (como por ejemplo la "homeostática" y la "hedónica") pero de vez en cuando seguiré utilizando el concepto porque creo que es útil utilizar esta clasificación desde un punto de vista didáctico, para poder explicar mejor algunas ideas.

Considerando todos esos posibles factores y estas dos perspectivas, en este primer capítulo dedicado a las soluciones he redactado una decena de directrices relacionadas con hábitos alimentarios y psicosociales, que pretenden corregir las causas y el origen de los problemas y que podrían ser útiles para esta normalización. No todos ellos tienen el mismo nivel de evidencia detrás, pero de cualquier forma son consejos y recomendaciones que pueden ser positivos y que, desde luego, no le harán ningún mal, más bien al contrario.

Quizás alguna de ellas le parezca poco concreta, pero lamentablemente no creo que por ahora se pueda ser mucho más preciso, considerando el estado actual de la ciencia. Además, creo que los detalles de cada una de ellas deberían quedar en mano de expertos y especialistas en la materia específica, de forma que sabiendo cuál es el objetivo final y la circunstancia particular de la persona afectada, puedan adaptarla y personalizarla convenientemente. Por ejemplo, los temas dietéticos deberían ser concretados por dietistas, los psicosociales por psicólogos, los de actividad física por entrenadores o preparadores físicos, etc. Cada persona y cada caso pueden tener diversos matices, así que la prioridad e importancia de cada una de estas directrices también deberá personalizarse.

Aquí tiene este primer *"decálogo para reajustar el cerebro"*:

1. Ayude a su hipotálamo y a sus sensores digestivos para que puedan hacer bien su trabajo:

Para que las neuronas orexigénicas y anorexigénicas del hipotálamo puedan recibir las señales que les llegan de los diferentes órganos y así actuar como interruptores del apetito, provocando las sensaciones de hambre o saciedad cuando corresponda, necesitan unas condiciones adecuadas y unos hábitos que lo faciliten. Uno de ellos es el tiempo.

En efecto, si usted le da importancia a sus comidas y a su alimentación y les dedica el tiempo que se merecen, es más fácil que lo consiga. Numerosos estudios asocian el comer con tranquilidad y masticar con generosidad con menos peso corporal. De esta forma, se da tiempo a que se segreguen las hormonas necesarias, algo que no ocurre de forma inmediata, y tengan oportunidad de llegar hasta sus receptores neuronales.

Por otro lado, como recordará, las personas obesas consiguen una menor gratificación al comer los alimentos, probablemente porque sus neuronas se han "acostumbrado" a sabores muy intensos y placenteros y están como "insensibilizadas". Así que, para compensar este problema, conviene concentrarse e intentar disfrutar del acto de comer, observando el alimento, percibiendo su aroma, sintiendo tu textura en la boca, extrayendo todo su sabor. De esta forma podría aspirar a conseguir los mismos niveles de satisfacción con menos cantidad de alimentos. E incluso podría conseguir aumentar el placer de los alimentos frescos y que no han sido sometidos a procesamiento industrial para hacerlos muy palatables.

Además, es mejor que evite comer mientras realiza otra actividad intelectualmente compleja o que le haga pensar, como por ejemplo ver la televisión. Con esta mala costumbre (últimamente muy habitual entre los niños cuando están en la mesa) está ocupando a su corteza prefrontal, la que reflexiona y planifica, con temas diferentes al realmente importante, su alimentación, arriesgándose a que exista una mayor pérdida de control y una ingesta excesiva, sin prácticamente darse cuenta. Y tampoco facilita que su cerebro se concentre y perciba las posibles sensaciones gratificantes de los alimentos menos palatables, ya que estará centrado en la pantalla, en lugar de en el acto de comer.

Evitar comer alimentos altamente procesados también será positivo para su hipotálamo. Sobre todo si están fabricados con ingredientes muy refinados y se han sometido a procesos de transformación radicales y de cocinado previo, ya que en ese caso son altamente digestibles y se absorben con gran rapidez y eficiencia, sin dar demasiada oportunidad a los sensores digestivos a detectarlos y segregar las hormonas y señales necesarias en cantidad suficiente. Es mejor inclinarse por aquellos que su sistema digestivo tiene que "trabajarse" un poco. Procure que sus comidas se compongan preferentemente de productos frescos, con una base de hortalizas y otros vegetales, que le aportarán gran cantidad de fibra (que ralentiza la absorción de alimentos), así como pescado y carne frescos y huevos. Que pueden complementarse con legumbres y frutos secos, con muchos más nutrientes y menos fáciles de digerir que los derivados de cereales.

No descuide la ingesta de proteínas a partir de estos productos frescos, ya que es un macronutriente del que hay que comer la cantidad mínima adecuada para disponer de los aminoácidos necesarios y, además, para aprovechar su capacidad saciante (la proteína se considera el macronutriente que más sacia). Esto no significa que tenga que comer proteínas *a destajo* ni que por comer muchas proteínas vaya a adelgazar, pero los estudios indican que es recomendable asegurar una cantidad razonable para no perder masa muscular durante el adelgazamiento y ayudar a sentirse saciado. Esa cantidad suele rondar entre 1 y 1,5 gramos de proteína pura diaria por kilogramo de peso corporal. Es decir que si usted pesa 100 kilos, convendría que comiera entre 100 y 150 gramos de proteínas al día. Tenga cuidado, porque estoy hablando de proteínas, no de alimento. Deberá realizar el cálculo aproximado de la cantidad de alimento en función de la cantidad de proteínas que le aporte (por ejemplo, hacen falta unos 400-500 gramos de pescado para conseguir 100 gramos de proteínas).

Para finalizar los detalles de esta primera directriz, sepa que también puede ayudar a su estómago a mandar adecuadamente las señales de plenitud mediante el agua. Con la sencilla costumbre de hidratarse antes de comer, por un lado elimina la sensación de sed, que también puede crear cierta ansiedad, y por otro llena parcialmente el estómago, por lo que necesitará de menos alimentos para llegar a su "nivel de aviso" de plenitud y mandar las señales correspondientes a su cerebro.

2. Mantenga los niveles de glucosa e insulina bajo control

Los estudios son bastante claros respecto a cuál debería ser el mejor enfoque para cumplir esta segunda directriz sobre la gestión de la insulina y la glucosa. La clave está en prevenir la hiperinsulinemia, los niveles elevados de glucosa y los altibajos bruscos y crónicos de este binomio. Y, por otro lado, en evitar la alta concentración de triglicéridos en sangre, que como recordará, podría ser la responsable de la resistencia a la insulina, por dificultar su paso al cerebro en la barrera hematoencefálica.

Desde el punto de vista dietético, la mejor forma de conseguir todo esto, (control sobre la insulina y la glucosa y baja concentración de triglicéridos), es reduciendo algunos de los alimentos altamente procesados y muy ricos en carbohidratos de rápida absorción: bollería, galletas, aperitivos, cereales de desayuno, pan, patatas, arroz, pasta, bebidas azucaradas. Y, de forma complementaria debería dar prioridad a los alimentos que contengan carbohidratos de lenta absorción y mucha fibra (hortalizas, frutas y legumbres).

Otra opción es la de elegir la versión "integral" de los primeros, pero esta posibilidad debería ser excepcional, ya que la falta de normativa al respecto permite que los productos integrales que podemos encontrar en el mercado con frecuencia sean de dudosa naturaleza "integral". Además, puestos a elegir, es mucho mejor inclinarse por las hortalizas o incluso por las legumbres como platos principales de una comida.

3. Prevenga la resistencia a la leptina y las concentraciones elevadas crónicas de esta hormona

Aunque las hipótesis sobre el origen de la resistencia a la leptina necesitan de más investigación y evidencia sólida, hay bastantes indicios para sospechar que el exceso de azúcares por un lado, y los elevados niveles de insulina crónicos por otro, promueven su presencia.

Así que en este caso la directriz es clara y concreta: evite los alimentos ricos en azúcares añadidos, especialmente si contienen también carbohidratos refinados: bebidas azucaradas, dulces, bollos, galletas, cereales de desayuno, zumos, lácteos azucarados...

4. Evite la inflamación crónica o sistémica

Como los componentes que segrega nuestro organismo debido a la inflamación crónica tienen un efecto negativo para el buen funcionamiento y ajuste del "regulador energético" controlado por nuestro cerebro, es importante prevenirla y combatirla. Además, es probable que esté implicada en el desarrollo de la resistencia a las diferentes hormonas. Sin embargo, no es fácil dar instrucciones demasiado concretas al respecto, porque la inflamación es un fenómeno enormemente complejo y que puede ser provocado por multitud de situaciones y hábitos.

Hay bastantes indicios para pensar que el ejercicio puede ayudar a reducirla. Y desde el punto de vista dietético, una vez más las sospechas recaen sobre el consumo de alimentos altamente procesados, especialmente aquellos ricos en azúcares, sal y grasa y que aportan muchas calorías, ya que evitándolos se suelen reducir los marcadores correspondientes. También el consumo de carne procesada (embutido, salchichas…), el cocinado a temperaturas demasiado elevadas (con degradación del alimento y/o el aceite) y las grasas trans se asocian a una elevación de las citoquinas inflamatorias. Por el contrario, la ingesta de alimentos frescos y ricos en fibra suelen reducir la concentración de alguna de ellas.

De cualquier forma, es la propia obesidad la que en mayor medida exacerba la inflamación, así que en este caso la recomendación básica estaría centrada en procurar mantener un peso razonable.

5. *"Recalibre" su circuito de recompensa*

Aunque existe todavía cierta controversia al respecto, parece bastante plausible que si se mantiene durante muchos años el consumo habitual y elevado de alimentos muy palatables – que activan intensamente nuestro circuito de recompensa – nuestro cerebro se acaba "acostumbrando" a esos sabores y sensaciones tan intensos. Como consecuencia de esta "reducción de sensibilidad", los alimentos frescos y naturales pueden perder su atractivo, siendo percibidos como menos gratificantes o poco deseables. Y, por otro lado, cada vez hace falta sabores más intensos para lograr la misma gratificación, por lo que se elegirían alimentos progresivamente más palatables y más satisfactorios. El resultado final sería un círculo vicioso interminable que empeora con el tiempo.

Evidentemente, el primer consejo para prevenir esta situación es la de detener esta espiral. La única forma es minimizando los alimentos muy procesados y espectaculares en sabores y sensaciones, que normalmente se caracterizan por ser ricos en azúcares, sal, carbohidratos refinados y grasas, aportando además gran cantidad de calorías. Una vez más, prioritariamente me estoy refiriendo a todos los alimentos fabricados con derivados de cereales y patatas (bollería, panadería, pastelería, galletas, cereales de desayuno, aperitivos, patatas chips, etc.), los precocinados (pizza, fritos-rebozados, etc.) y a los muy ricos en azúcar (bebidas azucaradas, helado, etc.).

¿Y qué significa "minimizar"? ¿Intentar eliminar por completo? ¿Reducir significativamente? No puedo darle una respuesta demasiado concreta, solo el temido "depende". Porque dependerá de la respuesta de su cerebro ante esos alimentos y de cuántos sean. Desde el punto de vista fisiológico ninguno de los que cito en el párrafo anterior es necesario para mantener una buena salud, más bien al contrario, así que a su salud no le pasaría nada malo si no come ninguno de ellos. Pero también es cierto que son muchos alimentos y que hay gran cantidad de gente que no tiene problemas por comerlos en cantidades razonables. Desde luego, lo que sí puedo asegurarle es que no deben ser la base de su alimentación, sino excepciones, más o menos frecuentes.

Para intentar concretar su situación, puede en primer lugar procurar identificar cuáles son esos alimentos, basándose en la sensación de "pérdida de control" o de "ansias de comer" que le generen. Y, una vez identificados, pruebe con diferentes estrategias, reduciéndolos en mayor o menor medida y con mayor o menor frecuencia. Por ejemplo, pruebe a comerlos en pequeñas cantidades diarias. O únicamente una vez a la semana, pero en mayor medida. Analice las respuestas de su cerebro, siempre teniendo en mente el evitar las situaciones de pérdida de control y la ingesta desmesurada.

Es importante que intente ser lo más racional posible y no sentirse afectado por respuestas emocionales, tales como como sentirse culpable si en un momento dado come más de lo planificado. Los estudios muestran que este tipo de sentimientos son contraproducentes. Simplemente trátelo como un dato más y siga su vida normal, diseñando la estrategia que consiga un equilibrio entre los dos elementos: su minimización y la satisfacción que le aportan.

Por otro lado, recuerde que cuando los expertos analizan la actividad cerebral de las personas obesas, aprecian que la respuesta de su circuito de recompensa a las imágenes y otras señales previas de alimentos altamente palatables crea unas expectativas sobredimensionadas y una gran segregación de dopamina, lo que les impulsa en mayor medida a tomar la decisión de buscar y comer ese tipo de alimentos. Lo que probablemente algunos interpretan erróneamente como "menor fuerza de voluntad". Así que tampoco conviene "provocar" situaciones que puedan dar problemas en este sentido. Por ejemplo, es mejor que no se pare en las zonas de los supermercados en las que se ofrecen este tipo de alimentos, especialmente si no ha comido recientemente. O no conviene frecuentar bufés desmesuradas, en las que es muy difícil elegir algo para comer sin ver lo más apetecible y menos recomendable. Incluso podría ser buena idea alejarse de las máquinas expendedoras de chucherías y dulces (sobre todo en el caso de los niños), que muestran sus coloreados productos de forma casi exhibicionista. Sobra decir que tampoco conviene tener en algún armario de casa productos de este tipo, *"para picar de vez en cuando"* o *"por si viene una visita"*.

Pero para recalibrar su circuito de recompensa no solo tiene la opción de restringir los alimentos que lo "sobrecargan", también puede intentar "reprogramarlo" para aumentar su sensibilidad a los más saludables. Se trata de conseguir que su cerebro vuelva a valorarlos en su justa medida y puedan aportarle también una gratificación suficiente.

El consejo anterior, el de reducir los alimentos altamente palatables, es probable que aumente la sensibilidad de su área de recompensa y normalice sus receptores, de forma que le permita poder apreciar mejor los matices y las virtudes sensoriales de los productos frescos. Es lo que les ocurre a quienes reducen drásticamente su ingesta de azúcar y de alimentos muy dulces durante un tiempo, que cuando vuelven a probar un trozo de pastel o un refresco muy azucarado, les resulta sorprendentemente empalagoso, hasta el punto de llegar a percibirse en algunos casos como poco apetecible, comparado con el sabor de una pieza de fruta. Algo parecido a lo que les ocurre a los exfumadores cuando después de mucho tiempo sin fumar, le dan una calada a un cigarro; lo que antes les gustaba, ahora les sabe a demonios.

Pero además, usted puede hacer más cosas proactivamente para facilitar este proceso de "reprogramación" hacia los alimentos saludables. Se trata de posicionarlos mejor en su vida, dándoles relevancia, dedicándoles tiempo y convirtiendo su gestión en algo constructivo, interesante y divertido. Por ejemplo, eligiendo en la tienda cuidadosamente los ingredientes frescos. Explorando nuevas ideas para prepararlos, cocinarlos y presentarlos. Compartiendo la comida con familiares y amigos (¿hace cuánto que no cena tranquilamente con su familia?) y transformando ese momento en algo agradable y de disfrute.

Con todo ello su cerebro volverá a crearse expectativas con ellos, los incluirá entre sus prioridades, reconstruirá su valoración y le permitirá apreciarlos como se merecen. Y poco a poco descubrirá que también le aportan placer, el justo y necesario, ni más ni menos y sin efectos secundarios.

6. No altere gravemente sus ritmos circadianos

Los consejos para cumplir esta sexta directriz y mantener estables sus ritmos circadianos son sencillos: Duerma lo necesario, hasta sentirse descansado y si es posible, evite los cambios de horario radicales y muy frecuentes. Y hágalo con la luz apagada. Tampoco es necesario que por la noche mantenga luces intensas en su casa (además es bastante caro y nada sostenible).

Otra buena idea es tomar el sol unos minutos con frecuencia durante el día (y con precaución, evitando quemarse). Si puede ser incluso a diario. Además de permitir a su cerebro y al resto de su metabolismo entrar en contacto con la luz solar, posibilitará que se sintetice la vitamina D en su organismo, cuya deficiencia se asocia a bastantes problemas de salud.

7. Cuide su microbiota y ella le cuidará a usted

Recuerde que tiene que mantener saludable a una gran familia de microbios en su intestino, ya que en contrapartida ellos cuidarán también por su salud. Y la mejor forma de hacerlo es con dos estrategias: La primera, evitando los alimentos que "no son muy de su agrado" y que incluso les dañan, que una vez más son los mismos: los altamente procesados y palatables, es decir, muy ricos en azúcar, sal, carbohidratos refinados y grasas, así como las carnes procesadas. Y la segunda, priorizando los que "más les gustan", que precisamente son los ricos en fibra como los vegetales, frutas y legumbres y también los lácteos fermentados, como el yogur natural. De esta forma estos diminutos seres podrán tener una distribución adecuada para normalizar la función intestinal, optimizando el diálogo intestino-cerebro, regularizando la actividad y concentración hormonal y modulando la respuesta del circuito de recompensa.

Por otro lado, evite decidir tomar antibióticos por su cuenta y riesgo, ya que estos medicamentos destruyen a buena parte de sus vecinos intestinales. Tómelos solo por prescripción médica.

8. Sea escéptico y crítico con el marketing alimentario

Lo repetiré una vez más para que le quede claro: el objetivo principal de las empresas alimentarias es vender. Así que todo lo que puedan contarle respecto a la alimentación es probable que esté orientado a ese objetivo final, que no tiene por qué ser coincidente con el suyo, el de cuidar su salud. Por lo tanto, no merece la pena arriesgarse a dejarse influir en ese sentido, sobre todo si tiene en frente a alguien con una capacidad de persuasión tan sofisticada como la que tienen las grandes empresas y sus expertos en marketing.

No haga caso de los anuncios sobre alimentos y su salud ni de las promesas relacionadas, simplemente evítelos. Olvídese de los alimentos funcionales o suplementados a no ser que se los recomiende su médico o dietista. Si su dieta está formada por alimentos frescos y saludables, lo normal es que no los necesite.

Cuide de forma especial este aspecto con los niños y no les permita tomar decisiones alimentarias, especialmente si están influenciadas por la publicidad. Los niños no son capaces distinguir entre lo que es saludable y lo que no lo es, solo piden lo que más les gusta o emociona. Su labor con ellos es sobre todo la de poner a su disposición alimentos saludables y darles ejemplo, comiéndolos con ellos. Y nunca utilice los alimentos como recurso emocional, para compensar ciertos problemas, convencerles de algo o para que dejen de quejarse o llorar. La comida es para alimentarse, y punto.

9. Minimice el estrés

Tal y como hemos visto, el estrés es un factor que se suma al resto de variables, exacerbando muchos de los desajustes debidos a todos estos "malos hábitos". Su presencia se asocia a la resistencia a diversas hormonas, a la inflamación, a desequilibrios en el sueño y en la microbiota, a necesidad de compensar el malestar comiendo alimentos altamente palatables (alimentación emocional)... Así que es evidente que es fundamental gestionarlo e intentar minimizarlo en lo posible.

No seré tan osado como para pensar que con un par de consejos se puede resolver un problema tan complejo como el estrés, ya que es uno de los mayores retos de la psicología actual. Así que únicamente le daré unas pequeñas referencias para identificar posibles orígenes del mismo, que puede ser un primer paso para avanzar hacia su solución.

Según una encuesta del año 2014, las principales razones de estrés de los norteamericanos son las siguientes (de mayor a menor relevancia)

- Demasiadas responsabilidades

- Problemas económicos

- Problemas laborales

- Problemas de salud propios

- Problemas de salud de familiares

- Problemas con miembros de la familia

- Problemas con el aspecto personal

Le recomiendo que evalúe si el estrés que usted sufre tiene alguno de estos orígenes y si es así, creo que debería empezar a reflexionar sobre cómo poner remedio a sus causas. Ya sé que no es nada fácil, pero por algo hay que empezar...

10. Muévase y haga ejercicio

Si pensaba que su cerebro se iba a librar de esta directriz tan importante, estaba equivocado. En efecto, es absolutamente fundamental evitar el sedentarismo y "forzar" físicamente nuestro cuerpo. Pero no lo voy a justificar basándome en el argumento habitual, el mayor consumo de calorías que provoca, porque realmente nuestro cuerpo lo suele compensar abriéndonos el apetito. Ni tampoco es necesario mencionarle los demostrados beneficios que aporta globalmente a la salud, especialmente ayudando a prevenir enfermedades cardiovasculares, a prolongar muchos años el buen estado físico y la autosuficiencia y a aumentar la esperanza de vida, porque supongo que ya los conoce.

Pero, en el marco en el que nos estamos moviendo, debe saber que la práctica de ejercicio se asocia a una menor resistencia a la insulina y la leptina y a una menor inflamación sistémica. Que, como ya sabe, son factores responsables del desajuste de su cerebro, su regulador energético. Además, también es altamente efectivo para combatir el estrés e incluso la depresión, ya que provoca la segregación de neurotransmisores como la serotonina, que nos hacen sentirnos mejor y más vitales. Y no solo previene problemas, porque en multitud de estudios se ha observado que la actividad física mejora significativamente el rendimiento de este órgano, consiguiendo mejores resultados cognitivos en general y de memoria en particular. Incluso alguna investigación sugiere que podría mejorar su *plasticidad* o flexibilidad. Así que podría decirse que el ejercicio no solo aporta músculo al cuerpo, sino que también lo hace al cerebro.

Por otro lado, aunque todavía no hay demasiados estudios al respecto, hay indicios de que la práctica de ejercicio intenso podría ser útil para abordar la "reprogramación" cerebral de la que hemos hablado anteriormente, en la quinta directriz. En algunas investigaciones se ha observado que al hacer deporte se podría reducir el deseo por los alimentos menos recomendables (muy palatables y con muchas calorías) y aumentar la valoración y las expectativas respecto a los más saludables (y generalmente menos calóricos). Para terminar con esta décima directriz, respecto a qué ejercicio es mejor, debe tener claro que lo prioritario es que le guste y que sea capaz de mantenerlo en el tiempo. Así que guíese por ese factor. De cualquier forma, si sigue interesado en la cuestión, los estudios indican que lo ideal es que combine dos tipos de actividades: las aeróbicas (correr, bicicleta, futbol, tenis, baile...) y las anaeróbicas o "con cargas" (pesas, ejercicios de fuerza).

Resumen de hábitos incluidos en las diez directrices

1. *Ayude a su hipotálamo y a sus sensores digestivos para que puedan hacer bien su trabajo*

2. *Mantenga los niveles de glucosa e insulina bajo control*

3. *Prevenga la resistencia a la leptina y las concentraciones elevadas crónicas de esta hormona*

4. *Evite la inflamación crónica o sistémica*

5. *"Recalibre" su circuito de recompensa*

6. *No altere gravemente sus ritmos circadianos*

7. *Cuide su microbiota*

8. *Sea escéptico y crítico con el marketing alimentario*

9. *Minimice el estrés*

10. *Muévase y haga ejercicio*

Como complemento a esta lista de diez directrices, en la siguiente página incluyo un gráfico que explica visualmente cómo puede priorizar uno de los aspectos más importantes, los alimentos. Se trata de una pirámide alimentaria, extraída de mi libro *"Lo que dice la ciencia para adelgazar de forma fácil y saludable"*, que le puede ser útil para cumplir las diferentes recomendaciones dietéticas repartidas por las diez directrices.

RACIONES RECOMENDADAS PARA CADA GRUPO DE ALIMENTOS*

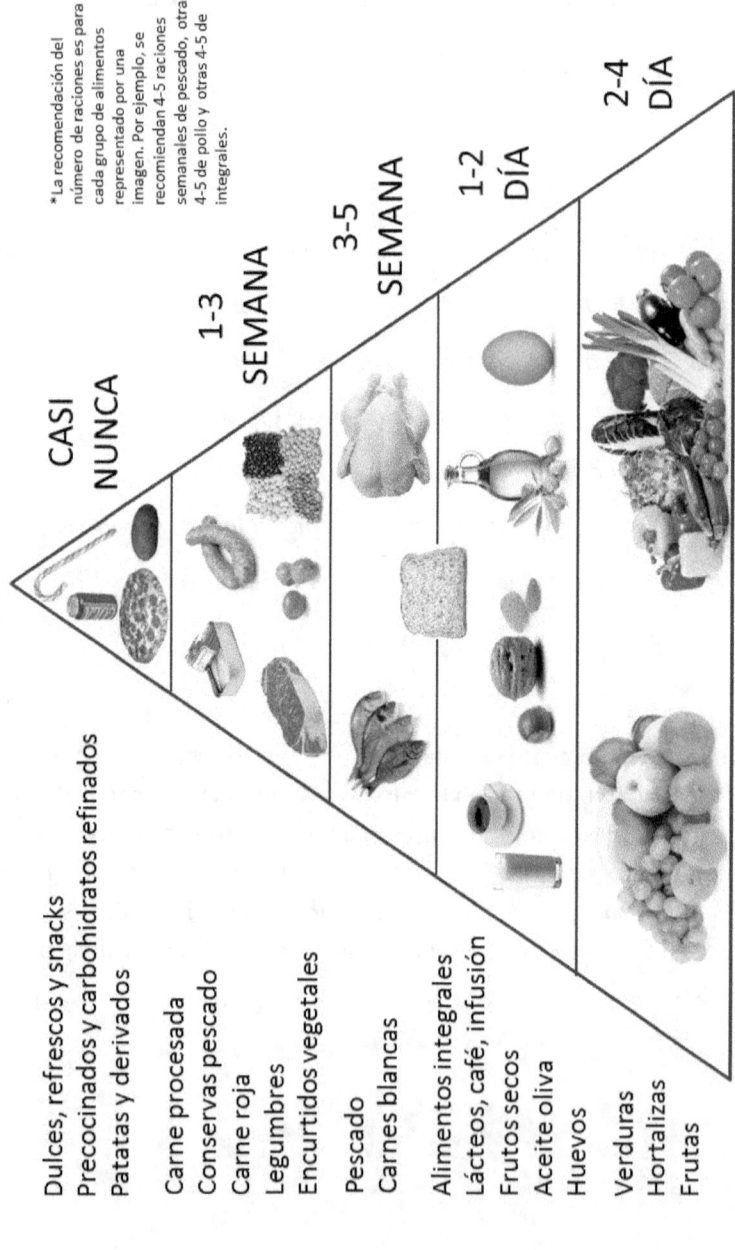

*La recomendación del número de raciones es para cada grupo de alimentos representado por una imagen. Por ejemplo, se recomiendan 4-5 raciones semanales de pescado, otras 4-5 de pollo y otras 4-5 de integrales.

CASI NUNCA

Dulces, refrescos y snacks
Precocinados y carbohidratos refinados
Patatas y derivados

1-3 SEMANA

Carne procesada
Conservas pescado
Carne roja
Legumbres
Encurtidos vegetales

3-5 SEMANA

Pescado
Carnes blancas

1-2 DÍA

Alimentos integrales
Lácteos, café, infusión
Frutos secos
Aceite oliva
Huevos

2-4 DÍA

Verduras
Hortalizas
Frutas

REFERENCIAS

Eating 'attentively' reduces later energy consumption in overweight and obese females (Robinson y otros, 2014)

Eating slowly increases the postprandial response of the anorexigenic gut hormones, peptide YY and glucagon-like peptide-1 (Kokkinos y otros, 2010)

Mindfulness-based interventions for obesity-related eating behaviours: a literature review (O'Reilly y otros, 2014)

Mindfulness meditation as an intervention for binge eating, emotional eating, and weight loss: a systematic review (Katterman, 2014)

Dealing with problematic eating behaviour. The effects of a mindfulness-based intervention on eating behaviour, food cravings, dichotomous thinking and body image concern (Alberts y otros, 2012)

Attention with a mindful attitude attenuates subjective appetitive reactions and food intake following food-cue exposure (2015)

Metabolic benefits of dietary prebiotics in human subjects: a systematic review of randomised controlled trials (Kellow y otro, 2014)

Effects of dietary fibre on subjective appetite, energy intake and body weight: a systematic review of randomized controlled trials (Wanders, 2011)

The short-chain fatty acid acetate reduces appetite via a central homeostatic mechanism (Bell y otros, 2014)

High protein intake stimulates postprandial GLP1 and PYY release (Klaauw, y otros, 2013)

Increased Carbohydrate Induced Ghrelin Secretion in Obese vs. Normal-weight Adolescent Girls (Misra y otros, 2009)

Comparison of postprandial profiles of ghrelin, active GLP-1, and total PYY to meals varying in fat and carbohydrate and their association with hunger and the phases of satiety (Gibbons y otros, 2013)

Successful weight loss maintenance includes long-term increased meal responses of GLP-1 and PYY 3-36 (2016)

Association between water consumption and body weight outcomes: a systematic review (Muckelbauer R y otros, 2013)

Association of fructose consumption and components of metabolic síndrome in human studies: A systematic review and meta-analysis (Kelishadi, 2013)

Long-term effects of low glycemic index/load vs. high glycemic index/load diets on parameters of obesity and obesity-associated risks: a systematic review and meta-analysis (Schwingshackl y otros, 2013)

Leptin Is Associated With Exaggerated Brain Reward and Emotion Responses to Food Images in Adolescent Obesity (Jastreboff y otros, 2014)

Effect of dietary fiber on circulating C-reactive protein in overweight and obese adults: a meta-analysis of randomized controlled trials (Jiao y otros, 2015)

Dietary factors affect food reward and motivation to eat (Pandit, 2012)

Nutritional Controls of Food Reward (Fernandes y otros, 2015)

Proximity of foods in a competitive food environment influences consumption of a low calorie and a high calorie food (Privitera, 2014)

Impact of the removal of chocolate milk from school milk programs for children in Saskatoon, Canada (Henry y otros, 2015)

Excessive Sugar Consumption May Be a Difficult Habit to Break: A View From the Brain and Body (Tryon y otros, 2015)

Recent studies of the effects of sugars on brain systems involved in energy balance and reward: Relevance to low calorie sweeteners (2016)

Reduced dietary intake of simple sugars alters perceived sweet taste intensity but not perceived pleasantness (2015)

How palatable food disrupts appetite regulation (Erlanson, 2005)

Effects of dietary glycemic index on brain regions related to reward and craving in men (2013)

Neural systems underlying the reappraisal of personally craved foods (Giuliani, 2014)

Piece of cake. Cognitive reappraisal of food craving (Giuliano, 2013)

Pilot randomized trial demonstrating reversal of obesity-related abnormalities in reward system responsivity to food cues with a behavioral intervention (Deckersbach y otros, 2014)

Brain response to food stimulation in obese, normal weight, and successful weight loss maintainers (Sweet y otros, 2012)

"Restrained eating" vs "trying to lose weight": how are they associated with body weight and tendency to overeat among postmenopausal women? (Rideout y otros, 2009)

Eating behavior correlates of adult weight gain and obesity in healthy women aged 55-65 y (Hays y otros, 2002)

Chocolate cake. Guilt or celebration? Associations with healthy eating attitudes, perceived behavioural control, intentions and weight-loss (Kuijer y otros, 2013)

Associating a prototypical forbidden food item with guilt or celebration: Relationships with indicators of (un)healthy eating and the moderating role of stress and depressive symptoms (Kuijer y otros, 2014)

Is cooking at home associated with better diet quality or weight-loss intention?(Wolfson y otros, 2014)

Is eating behavior manipulated by the gastrointestinal microbiota? Evolutionary pressures and potential mechanisms (Alcock y otros, 2014)

Increased colonic propionate reduces anticipatory reward responses in the human striatum to high-energy foods (2016)

Antibiotic use and childhood body mass index trajectory (2015)

The Burden of Stress in America (2014)

Associations between child emotional eating and general parenting style, feeding practices, and parent psychopathology (Braden y otros, 2014)

Physical Activity and Cardiorespiratory Fitness Are Beneficial for White Matter in Low-Fit Older Adults (Burzinska y otros, 2014)

Effects of exercise on gut peptides, energy intake and appetite (Martins, 2014)

Effects of exercise intensity on plasma concentrations of appetite-regulating hormones: Potential mechanisms (2015)

The Effect of Regular Exercise on Insulin Sensitivity in Type 2 Diabetes Mellitus: A Systematic Review and Meta-Analysis (2016)

Effects of exercise of different intensity on gut peptides, energy intake and appetite in young males (Bilski y otros, 2013)

Effects of different modes of exercise on appetite and appetite-regulating hormones (Kawano y otros, 2013)

Impact of exercise training without caloric restriction on inflammation, insulin resistance and visceral fat mass in obese adolescents (Mendelson y otros, 2014)

Inflammatory markers and adipocytokine responses to exercise training and detraining in men who are obese (Nikseresht y otros, 2014)

Benefits of Regular Exercise on Inflammatory and Cardiovascular Risk Markers in Normal Weight, Overweight and Obese Adults (Gondim y otros, 2015)

A single bout of resistance exercise can enhance episodic memory performance (Weinberg y otros, 2014)

Exercise-induced noradrenergic activation enhances memory consolidation in both normal aging and patients with amnestic mild cognitive impairment (Segal y otros, 2012)

A randomized controlled trial of multicomponent exercise in older adults with mild cognitive impairment (Suzuki y otros, 2012)

Effects of an acute bout of exercise on memory in 6th grade children (Etnier y otros, 2014)

Effects of exercise on anxiety and depression disorders: review of meta-analyses and neurobiological mechanisms (Wegner y otros, 2014)

Physical exercise and brain responses to images of high-calorie food (Killgore, 2013)

The effects of high-intensity exercise on neural responses to images of food (crabtree, 2014)

The Power of the Mind: The Cortex as a Critical Determinant of Muscle Strength/Weakness (Clarck y otros, 2014)

A cycling lane for brain rewiring (2015)

3.2 TRATAR UNA ADICCIÓN

Es posible que la idea de considerar la existencia de la "adicción a la comida" haya sido algo novedoso para usted. Ciertamente, no es un punto de vista muy habitual, ya que el principio básico para justificar el sobrepeso, extendido y repetido hasta la saciedad, es el desequilibrio entre la ingesta de calorías y su "quemado" posterior. Un esquema muy alejado de esta posible adicción a los alimentos.

Pero lo cierto es que no es una idea nueva, ni mucho menos. En torno a 1940 y 1950, surgió una potente corriente en Estados Unidos entre los profesionales de la psiquiatría, queriendo convencer a la sociedad de que la obesidad tenía sus orígenes en una adicción igual a la del alcohol o las drogas. Y que, por lo tanto, su tratamiento podía enfocarse de la misma forma.

Fueron unos años interesantes para los investigadores de la historia de la obesidad, que finalizó bastante abruptamente al imponerse sin paliativos el modelo que se ha mantenido imperante hasta la actualidad, el mencionado desequilibrio energético por comer demasiado y moverse poco. Pero cabe destacar que aquella primera aproximación a la teoría de la adicción alimentaria, desde el punto de vista del rigor y de los resultados clínicos, fue un verdadero desastre. En primer lugar, en aquella época el estigma que soportaban las personas que sufrían adicción a sustancias era brutal, siendo en su mayoría considerados vagos, mentirosos, delincuentes y mala gente en general. Eran tiempos en los que se cuidaba bastante menos el respeto por los más desfavorecidos, lo que agravaba notablemente la situación. Así que aquella nueva propuesta de calificación de las personas con sobrepeso como "adictos" sobre todo sirvió para una cosa: aumentar sus posibilidades de sufrir más desprecio social. Porque, en lo que respecta a sus probabilidades de mejora, en realidad fueron mínimas.

Podría decirse que los métodos que la psiquiatría de entonces aplicaba para el tratamiento de las adicciones eran pura pseudociencia. Si también en la actualidad, como veremos más adelante, uno de los grandes problemas de esta especialidad psiquiátrica es la necesidad de mayor respaldo científico a la hora de desarrollar tratamientos eficaces, puede imaginar cuál podía ser la situación hace más de cincuenta años. Campaban a sus anchas versiones radicales y absurdas de los planteamientos freudianos y con frecuencia se utilizaban prácticas y terapias basadas en teorías sin ningún tipo de fundamento, que con supuestas justificaciones psicoanalíticas acababan culpando al paciente (o a sus familiares) de todo, haciéndole el único responsable de su problema.

Para colmo, algunas empresas farmacéuticas sin escrúpulos se apuntaron al carro y aprovecharon para intentar vender sus antidepresivos y medicamentos más "duros" a los pobres sufridores con sobrepeso, prometiendo mejorar su estado mental y, como consecuencia, aliviando su exceso de grasa corporal.

Lo menos malo con lo que un paciente se podría encontrar era con dinámicas de tratamiento basadas en terapia de grupo, que incorporaban enfoques psicoanalíticos y que fueron promovidos sobre todo desde el sector público. Una práctica que, por cierto, aunque en inicio parecía prometedora, finalmente se mostró claramente ineficaz a largo plazo.

Haciendo balance final, podría decirse que fue peor el remedio que la enfermedad.

Volviendo a nuestros tiempos y antes de continuar, quiero dejar claro que lo primero y prioritario es seguir investigando para saber si la posible adicción a la comida se confirma como un modelo válido para explicar una parte de la epidemia de la obesidad. Por el momento no existe consenso al respecto, así que habrá que esperar. Pero si finalmente los expertos coinciden en que es una hipótesis que puede ser útil para diseñar estrategias eficaces, es probable que haya que modificar la mayor parte de los enfoques de intervención abordados hasta la fecha. Y posteriormente habría que desarrollar nuevas terapias que establezcan cómo llevar a la práctica clínica todas esas nuevas ideas.

No sé cuándo llegará ese momento, si es que llega, pero hasta entonces podemos hacer un ejercicio de especulación sobre lo que podría ocurrir en ese caso. Por ejemplo, podemos buscar paralelismos con los tratamientos actuales para superar las adicciones a sustancias, aquellos que se hayan basado en pruebas científicas lo más sólidas posibles.

Cómo se tratan las adicciones

Les adelanto que tenemos que hacer este ejercicio de comparación con mucha precaución. Lamentablemente, el tratamiento de las adicciones lleva años de retraso investigador comparado con otras disciplinas médicas. Hasta épocas bastante recientes, en la práctica clínica de esta área ha abundado la falta de rigor y la pseudociencia. Un informe elaborado en 2012 por The Center on Addiction and Substance Abuse at Columbia University concluyó que *"la gran mayoría de las personas que necesitan un tratamiento para la adicción no reciben nada que se aproxime a unos cuidados basados en evidencias"*. Una conclusión especialmente preocupante para países como Estados Unidos, donde hay una gran incidencia de adicción al alcohol y a los fármacos. Y unos cuantos miles de centros de tratamiento repartidos por todo el país, la mayor parte de ellos privados y con políticas de funcionamiento prácticamente sin control. Poco después, en 2015, el Institute of Medicine (IoM) alertaba de la falta de soporte riguroso y de protocolos basados en la evidencia científica en las intervenciones psicosociales en los tratamientos por el abuso de sustancias.

Para que se haga una idea de a lo que se refieren estos informes, esta sería, a grandes rasgos, la estructura típica de un tratamiento de este tipo, tal y como se ha estado haciendo hasta fechas muy recientes (y se sigue practicando todavía en bastantes centros):

a) Suelen ser tratamientos de aproximadamente un mes de duración

b) Normalmente se recomienda un enfoque residencial, es decir, internando al afectado en el centro mientras dura el tratamiento, aunque en algunos casos también podría ser ambulatorio.

c) La abstinencia no es opcional, está absolutamente prohibido el consumo de cualquier sustancia, que se asegura mediante controles objetivos (análisis de orina, sangre…).

d) Se utiliza la terapia de grupo como el método terapéutico fundamental, complementado con otros métodos, en función de cada caso. Se incluyen charlas y sesiones educativas.

e) Parte del personal que actúa como consejero son personas que fueron adictas y que se rehabilitaron.

f) En muchos centros el proceso de rehabilitación se enmarca en un contexto de espiritualidad. Para que entienda a lo que me refiero, en gran parte de los centros norteamericanos (sobre todo los especializados en alcoholismo) siguen desde hace muchos años el método de "*Los doce pasos*", que son los siguientes:

1. Admitimos que éramos impotentes ante el alcohol, y que nuestras vidas se habían vuelto ingobernables.

2. Llegamos a creer que un poder superior a nosotros mismos podría devolvernos el sano juicio.

3. Decidimos poner nuestras voluntades y nuestras vidas al cuidado de Dios, como nosotros lo concebimos.

4. Sin temor, hicimos un minucioso inventario moral de nosotros mismos.

5. Admitimos ante Dios, ante nosotros mismos, y ante otro ser humano, la naturaleza exacta de nuestros defectos.

6. Estuvimos enteramente dispuestos a dejar que Dios nos liberase de todos estos defectos de carácter.

7. Humildemente le pedimos que nos liberase de nuestros defectos.

8. Hicimos una lista de todas las personas a quienes hemos ofendido y estuvimos dispuestos a reparar el daño que les causamos.

9. Reparamos directamente a cuantos nos fue posible, excepto cuando el hacerlo implicaba perjuicio para ellos o para otros.

10. Continuamos haciendo nuestro inventario personal y cuando nos equivocábamos lo admitíamos inmediatamente.

11. Buscamos a través de la oración y la meditación mejorar nuestro contacto consciente con Dios, como nosotros lo concebimos, pidiéndole solamente conocer su voluntad para con nosotros, y nos diese la fortaleza para cumplirla.

12. Habiendo obtenido un despertar espiritual como resultado de estos pasos, tratamos de llevar este mensaje a los alcohólicos y de practicar estos principios en todos nuestros asuntos.

Creo que estos "doce pasos" son suficientemente autoexplicativos para entender por qué hace falta seguir trabajando en una aproximación científica al tratamiento de las adicciones. Esperemos que así sea, aunque si realiza una búsqueda por internet, puede que su optimismo no sea excesivo. Comprobará que hay centros privados que ofrecen tratamientos que incluyen musicoterapia, acupuntura, hipnoterapia o reiki.

Que conste que las posibilidades de mejora no son algo exclusivo de las empresas privadas. Incluso desde las administraciones públicas y los gobiernos, los escasos recursos que se han dedicado a este problema se han dado "entre bastidores", mediante programas alejados de la visión de la mayoría de los ciudadanos y de inferior categoría en muchos aspectos. A pesar de que en algunos casos el gasto sanitario que generan es muy importante, como en el caso del tabaco, que aumenta exponencialmente los casos de enfermedades respiratorias y cáncer, así como la mortalidad. La razón es bastante evidente: nos guste o no reconocerlo, sigue existiendo un evidente estigma social hacia la adicción y, especialmente, hacia los adictos. Que también se solapa claramente con el estigma hacia la obesidad y los obesos.

Y bien, ¿cuál ha sido el resultado? ¿Han sido eficaces estos programas?

Es difícil evaluarlo. Parece que no son absolutamente necesarios ya que se calcula que entre el 20 y el 80% de las personas que han sufrido algún tipo de adicción la han superado sin recurrir a ellos (esta horquilla tan amplia se debe a que los resultados son muy diferentes dependiendo del tipo de sustancia y del grado de adicción). También se sabe que una gran proporción de pacientes tiene recaídas, viéndose obligados a someterse al tratamiento una y otra vez. Por cierto, tradicionalmente estas repeticiones no suelen abordarse con tratamientos diferentes al primero.

De cualquier forma, no hace falta ser un experto para sorprenderse ante algunas de las características de estos planteamientos. La falta de estudios bien diseñados que comprueben la eficacia de cada una de las terapias, la utilización de personal sin formación específica ni sanitaria, la espiritualidad como eje primordial… Afortunadamente, desde hace unos años hay una importante corriente de expertos y científicos de esta disciplina esforzándose por practicar la medicina basada en la evidencia, que ha empezado a trabajar con nuevos y prometedores enfoques. En primer lugar, han reconocido (y difundido) que gran parte de los principios y dogmas que se llevaban décadas practicando no estaban soportados por pruebas. Y para dar solución a esta alarmante situación, en la actualidad están liderando interesantes investigaciones para ir construyendo una rama sanitaria rigurosa y que disponga de una lista de terapias de eficacia demostrada.

Aunque estos esforzados profesionales reconocen que queda camino por recorrer, ya se pueden encontrar en la literatura científica nuevos planteamientos. Y en los centros más rigurosos nuevas propuestas de tratamiento, que incluyen cambios y novedades como los siguientes:

1. Duración del tratamiento variable y adaptado a cada caso (normalmente más largo que el mes que anteriormente se consideraba un estándar).

2. Priorización del tratamiento ambulatorio, dejando el residencial solo para los casos más graves o problemáticos.

3. Fase de "desintoxicación" más flexible, adaptada al grado de adicción del afectado. Evaluar la gravedad y posibles efectos del síndrome de abstinencia, más relevancia a la posibilidad de utilizar medicamentos y sustancias sustitutivas, posibilidad de consumo moderado y controlado de otras sustancias que no presenten síntomas de adicción, etc.

4. Priorización de la terapia individual y personalizada sobre la "terapia de grupo" tradicional (aunque es útil utilizar una dinámica agrupada para ofrecer dicha terapia individual). Tener especial cuidado en la configuración de los grupos, sin mezclar pacientes con grados de adicción muy diferentes.

5. Evitar cualquier tipo de actividad que pretenda responsabilizar al enfermo de su problema y decirle de forma simplificada cómo tiene que solucionarlo, como por ejemplo las charlas informativas-educativas. Se han mostrado inútiles e incluso contraproducentes.

6. Únicamente personal sanitario profesional y especializado, con la formación y competencias específicas necesarias.

7. Utilizar otros métodos terapéuticos que, además de ayudarle y motivarle para mantener la abstinencia, le apoyen en la resolución de cuestiones emocionales y otros problemas psicosociales que se hayan creado en torno a su adicción: trastornos familiares, necesidades laborales y económicas, hábitos y relaciones poco recomendables…

Para que pueda hacerse una idea de en qué enfoques se está trabajando, esta es una pequeña muestra de las terapias y herramientas que se han mostrado más eficaces para este apoyo psicológico, basándose en estudios e investigaciones científicas:

Terapia cognitivo-conductual

Este tipo de terapia psicológica permite a los afectados relacionar sus pensamientos y emociones y el consumo de la sustancia. Además, enseña a modificar los pensamientos y las reacciones ante las "señales" que empujan a su consumo.

Normalmente se aplica identificando en primer lugar las situaciones críticas y posteriormente "despiezándolas" en partes más pequeñas, hasta llegar a los momentos y comportamientos concretos. A continuación, para cada uno de esos momentos se analizan las emociones y pensamientos que desencadenan las acciones, reflexionando sobre su origen detallado. Y se planifican estrategias para poder evitarlos.

Por ejemplo, una situación complicada podría ser una fiesta de amigos, en la que aparece el alcohol. Esa fiesta podría dividirse en momentos críticos tales como "uno de ellos me ofrece una bebida" o me dice "¡venga, que un día es su día!". Es un momento crítico, que puede generar muchas emociones y pensamientos y que pueden llevar a una recaída. La terapia trata de identificarlos pormenorizadamente, analizar sus razones más profundas y en pensar en cómo superarlos cuando se presentan.

Entrevista motivacional

Son sesiones en las que se anima y motiva a la persona a seguir con el tratamiento y a no abandonarlo. Lo habitual es que se utilicen técnicas para profundizar en las ventajas y beneficios que se obtienen, pero procurando que se llegue a un autoconvencimiento, es decir, que sea el propio paciente el que concluya, por sí mismo, que todo eso merece realmente la pena. Por eso estas entrevistas son sobre todo preguntas, en las que se le impulsa a reflexionar y argumentar.

Es importante que no se perciba como una estrategia para convencerle de algo y evitar de forma especial la confrontación y la imposición, ya que en esos casos es habitual que se consiga el efecto contrario al deseado.

Refuerzo positivo

Por lo que indican las investigaciones sobre el tema, hay bastantes evidencias de que el "premiar" de alguna forma los comportamientos considerados positivos puede ser una buena ayuda para este tipo de tratamientos. Conseguir pequeños reconocimientos por los logros, adaptados a los intereses y situación del paciente, puede ser una iniciativa interesante.

Apoyo del entorno

Durante los últimos años han ido tomando relevancia en el tratamiento de las adicciones terapias en las que el centro de atención no solo está en el paciente, sino que se desplaza de forma considerable hasta las personas de su entorno, normalmente su familia y amigos, con frecuencia también muy afectados por la problemática. En estos nuevos enfoques se les involucra desde el principio y en todas las fases del tratamiento, para que tomen parte en las terapias que hemos ido comentando anteriormente.

Su rol es sobre todo uno: Darle apoyo. Animarle, "estar ahí" cuando lo necesitan y transmitirles su cariño y amor.

Una de las metodologías más utilizadas es la denominada CRAFT (*Community reinforcement approach and family training*) y parece que está consiguiendo resultados bastante prometedores, aumentando de forma significativa las posibilidades de recuperación.

Evidentemente, este elemento es especialmente útil y necesario en el caso de adicción a aquellas sustancias con graves efectos sobre los enfermos, que alteran gravemente sus comportamientos y que con frecuencia acaban destrozando sus relaciones con su familia y resto de personas de su entorno.

Tratando la posible adicción a los alimentos

Pues bien, tras conocer cómo se tratan las adicciones a sustancias, estoy convencido de que le interesará hacer una comparación entre ese tipo de tratamientos y la posible adicción a la comida. Así que, insistiendo que no es más que un breve ejercicio intelectual debido a la falta de investigación que hay sobre el tema y su posible aplicación clínica, voy a exponerle mis reflexiones. Y le animo a que haga también las suyas.

Para empezar, en el caso de los alimentos, el síndrome de abstinencia es uno de los síntomas sobre los que hay bastante controversia, sobre todo porque se solapa con el "hambre normal", la que sentimos por razones homeostáticas. Así que desde el inicio tenemos una cuestión complicada y sin resolver.

De cualquier forma, si se verificara su existencia, podremos decir que, en general, su intensidad y sus efectos suelen ser menos extremos y menos graves que en el caso de la mayoría de las sustancias (aunque podría haber excepciones, claro). Y si con las drogas la personalización del proceso es importante, en el caso de los alimentos es probable que también lo sea.

¿Cómo podrá enfocarse el mantenimiento de la abstinencia en este caso? Es evidente que no se puede dejar de comer totalmente, así que habría que centrarse en alimentos concretos.

En primer lugar, se debería disponer de algún método para identificar los alimentos "más adictivos", con los que se puede producir una ingesta excesiva descontrolada y esa sensación de deseo muy intenso. La tecnología de visualización cerebral como el fMRI podría ser de gran ayuda y el análisis estructurado y sistemático de los comportamientos y emociones asociados a su ingesta también. En este sentido, probablemente el recurso más útil es la "Escala de Yale para la adicción a la comida" (Yale Food Addiction – YFAS) que hemos visto en la segunda parte del libro, con la que se puede hacer una valoración del "grado de adicción" que se sufre (le recuerdo que empieza a considerarse positivo con al menos tres de los nueve síntomas con una frecuencia mensual o mayor, acompañados de un importante malestar) y analizar con qué alimentos se asocian dichos síntomas. También el cuestionario "Palatable Eating Motives Scale" (*Escala de motivos de alimentación palatable*), en el que se identificaban las razones "emocionales" para comer, también podría ser de utilidad.

Le recuerdo cuáles son los principales candidatos a crear la posible adicción, según los estudios:

- Chocolate, dulces, bollos, galletas, helado y postres.

- Snacks de intenso sabor y rápida absorción (patatas chip, aperitivos de maíz y patata, galletitas, etc.).

- Comida rápida (pizza, precocinados-rebozados, etc.)

- Pasta, pan y arroz.

En función de cuantos sean y qué efectos provoquen, podrían tomarse diferentes decisiones, tal y como hemos visto en el capítulo anterior, en la quinta directriz ("*Recalibre su circuito de recompensa*"): evitarlos totalmente, como es habitual en el caso de las sustancias (algo que podría ser aplicable para los casos más graves o si los alimentos "culpables" son muy pocos), o explorar si se puede mantener una dinámica estable de tomarlos en pequeñas dosis y de forma planificada (cada día, cada semana…).

También podría analizarse otra opción interesante: la posibilidad de sustituir los alimentos que se desean más intensamente (y generan algo parecido al síndrome de abstinencia o un "vacío" angustioso) por otros que también aporten suficiente satisfacción pero que no lleguen a provocar síntomas negativos, alteraciones ni malestar. Por ejemplo, reemplazando el habitual trozo de pastel de postre por yogur natural con frutos secos y edulcorante. O cambiando el bollo del desayuno por una buena tortilla de huevo y verdura. O sustituyendo los dulces de después de cenar por un trozo de chocolate negro (con alto porcentaje de cacao y poco azúcar). Es recomendable que estos nuevos candidatos aporten suficiente satisfacción (pero tampoco desmesurada), para maximizar las posibilidades de que la sustitución resulte exitosa.

En línea con esta hipótesis de reemplazo, sería muy recomendable seguir también el consejo relativo a la "reprogramación" mencionada en la quinta directriz. Me refiero a crear un contexto y unos hábitos que permitan reposicionar los alimentos saludables en un nivel privilegiado de su cerebro y percibirlos además como algo sabroso y apetecible: aprender mucho sobre ellos, ir a elegirlos y comprarlos con interés, cocinarlos con imaginación y cariño y comerlos con atención e interés. Como le comentaba en aquellas páginas, hay estudios que sugieren que así se podría mejorar la respuesta del circuito de recompensa ante estos alimentos y mitigar las expectativas por los menos recomendables que crean las neuronas dopaminérgicas.

En relación con la terapia cognitivo-conductual, hay poca investigación rigurosa sobre su utilidad en el tratamiento de la obesidad, pero quiero citar de nuevo la "*Palatable Eating Motives Scale*". Los veinte motivos para comer que incluía estaban relacionados con aspectos emocionales y sociales, así que es bastante probable que este tipo de terapia pueda ser útil para identificar las situaciones que nos impulsan a buscar alimentos poco recomendables, diseccionarlas en momentos más puntuales y pequeños, y explorar los pensamientos y emociones que nos provocan. Sin duda ayudaría a definir las estrategias para afrontarlas de forma planificada y estructurada.

Por ejemplo, si consideramos que la citada fiesta de amigos es la situación complicada, al igual que ocurría con las sustancias, puede que los puntos más conflictivos sean cuando alguien le pregunte "*¿es que estás a dieta?*" o cuando alguien le anime a comer algo que no le conviene con una frase del tipo "*¡venga, que un día es un día!*". O tal vez el momento del postre, que sabe que contiene alimentos que no desea tomar, sin posibilidad de otras opciones. Analizar estos momentos, caracterizando al detalle sus emociones y pensamientos, entendiendo sus razones y previendo sus posibles reacciones y comportamientos concretos, servirá para buscar diferentes posibilidades para abordar cada uno de ellos, sin perder el control.

Respecto a la entrevista motivacional, creo que el incluir variables de motivación puede reforzar toda esta sistemática, y un enfoque de autoanálisis (que puede ser guiado por un profesional que domine la metodología), dedicando tiempo para reflexionar en positivo, asentar y reafirmar las ideas y planes, recordar los argumentos, suele ser de los más efectivos. Por otro lado, utilizar el refuerzo positivo para premiar (o autopremiarse) los pequeños logros y cumplimientos pueden ser buenas y agradables costumbres, que han mostrado cierta utilidad en otro tipo de contextos.

La importancia del apoyo de la familia y amigos también es algo que cobraría especial peso en los posibles tratamientos para la adicción a los alimentos, ya que son una herramienta muy poderosa de convencimiento. Y sobre todo, entre los niños, en los que además de motivar, hay que educar. Sin embargo, si bien el resto de las terapias de las que estamos hablando se suelen ver en alguna ocasión en los tratamientos actuales de la obesidad, es realmente difícil que incorporen una implicación real y un papel activo del entorno y la familia, ya que debido al estigma preponderante, se sigue considerando como "una batalla" sobre todo personal.

Pues bien, por mi parte no me atrevo a profundizar mucho más en la cuestión. Personalmente, creo que se puede aprender bastante de la experiencia del tratamiento de las adicciones y si se hace con el debido rigor y precaución, se pueden conseguir nuevas terapias adaptadas a la realidad de la obesidad, que pueden ser útiles para ciertos procesos de recuperación, sobre todo los más difíciles.

Dado el interés que suscita, confío en que los científicos seguirán trabajando en ello.

REFERENCIAS

Stigma and the Addiction Paradigm for Obesity- Lessons from 1950s America (Rasmussen, 2014)

Inside Rehab: The Surprising Truth About Addiction Treatment—and How to Get Help That Works (Fletcher, 2013)

Addiction Medicine: Closing the Gap between Science and Practice (2012)

Psychosocial Interventions for Mental and Substance Use Disorders: A Framework for Establishing Evidence-Based Standards (IOM, 2015)

Treating addiction-a guide for professionals (Miller y otros, 2011)

Efficacy and safety of pharmacological interventions for the treatment of the Alcohol Withdrawal Syndrome (Amato y otros, 2011)

Efficacy of interventions to combat tobacco addiction: Cochrane update of 2012 reviews (Hartmann-Boyce y otros, 2013)

Cochrane systematic reviews in the field of addiction: past and future (Amato y otros, 2013)

Levels of evidence in drug therapy for alcohol use disorders and illicit drug use (Burucker y otros, 2012)

The effectiveness of psychosocial modalities in the treatment of alcohol problems in adults: a review of the evidence (Martin y otros, 2012)

Behavioral counseling after screening for alcohol misuse in primary care: a systematic review and meta-analysis for the U.S. Preventive Services Task Force (Jonas y otros, 2012)

A systematic review of evidence for psychological treatments in eating disorders: 2005-2012 (Hay, 2013)

What are the most effective techniques in changing obese individuals' physical activity self-efficacy and behaviour: a systematic review and meta-analysis (Olander y otros, 2013)

Effective behaviour change techniques in the prevention and management of childhood obesity (Martin y otros, 2013)

Motivational interviewing strategies and techniques: rationals and examples (Sobell y otros, 2008)

Long-term effect of motivational interviewing on dietary intake and weight loss in Iranian obese/overweight women (Saffari y otros, 2014)

Effectiveness of a motivational interviewing intervention on weight loss, physical activity and cardiovascular disease risk factors: a randomised controlled trial with a 12-month post-intervention follow-up (Hardcastle y otros, 2013)

Motivational Interviewing in Childhood Obesity Treatment (2015)

A systematic review of motivational interviewing for weight loss among adults in primary care (2015)

Behavioral therapy for management of obesity (Jacob y otros, 2012)

Psychological and behavioural factors associated with long-term weight maintenance after a multidisciplinary treatment of uncomplicated obesity (Buscemi y otros, 2013)

3.3 UN CEREBRO MOTIVADO

En 1994 varios científicos crearon el *National Weight Control Registry*, un proyecto dirigido a estudiar la pérdida de peso a largo plazo. Su planteamiento principal se basa en la recopilación de datos de personas que han adelgazado más de 13,6 kilos (30 libras) y han conseguido mantenerlo al menos durante un año. En la actualidad dispone de información de unos 10.000 voluntarios, que ha podido utilizarse para la elaboración de una buena cantidad de investigaciones.

Los estudios más recientes sobre este tema y especialmente aquellos con personas que han tenido éxito en los plazos más largos, por ejemplo manteniendo su adelgazamiento durante más de diez años, indican que no hay una receta única para conseguirlo, pero que casi siempre hay algo en común: una gran cantidad de cambios de hábitos de vida, especialmente de aquellos considerados como menos saludables. Estos resultados no deben interpretarse como *que lo importante es cambiar*, el "cambio por el cambio" no tiene demasiado sentido. Lo que reflejan es que el fenómeno de la obesidad es realmente complejo y que con mucha frecuencia es necesario cambiar muchas cosas para conseguir superarlo.

Por otro lado, el aprendizaje de los procesos de terapia de las adicciones puede ayudarnos a entender la relevancia de algunos aspectos que no siempre se suelen tener en cuenta, sobre todo los relacionados con el entorno psicosocial, las emociones y la psicología. Si existe la necesidad de cambiar una buena cantidad de costumbres y formas de actuar, con frecuencia sólidamente entrelazadas a una vida focalizada en una sustancia, en muchos casos puede ser muy valioso ofrecer un apoyo multidisciplinar, de la mano de profesionales expertos en estas áreas. Ellos podrán asistir y orientar en el proceso de realizar tantos cambios. A menudo tantos que casi se trata de reestructurar una vida.

Pero toda esta transformación personal solo puede abordarse con ciertas esperanzas de éxito si se dispone de un ingrediente absolutamente necesario: la motivación. De hecho, la motivación es tan poderosa que, como hemos visto, una gran parte de las personas son capaces de abandonar complicadas adicciones por sí solas cuando están suficientemente motivadas. En efecto, no se trata de fuerza de voluntad, como el prejuicioso estigma insiste en hacernos creer, sino de motivación. Y son cosas muy diferentes.

Sin embargo, hasta ahora la comunidad científica no ha hecho especial hincapié en la motivación como factor relevante para el adelgazamiento. Algunos expertos han intentado poner el tema sobre la mesa, pero la realidad es que no parece que la inclusión de este concepto en los estudios sobre el fenómeno de la obesidad resulte especialmente motivador para los investigadores, valga la redundancia. Y cuando se identifican y enumeran los factores clave que es prioritario gestionar en políticas y acciones de intervención sanitaria, no suele estar entre los elegidos. En general, a pesar de que se hable una y otra vez de cambios de comportamientos y hábitos, es bastante llamativa la falta de investigación en torno a las condiciones mentales necesarias, como por ejemplo la motivación, para que estos cambios se afronten y se produzcan.

Lo cierto es que la motivación es uno de esos "santos griales" que los libros de autoayuda venden (y revenden) continuamente. No es de extrañar el interés de la cuestión, a fin de cuentas, en algún momento de la vida todos hemos tenido la necesidad o el deseo de influir en alguien, consiguiendo que haga algo, cambie de alguna forma o persiga algún objetivo concreto. No le costará demasiado pensar en alguna situación en la que le hubiera gustado saber cómo motivar más y mejor a su pareja, a sus hijos o a sus compañeros de trabajo o subalternos. O a usted mismo, claro.

Cuando se piensa en la motivación, habitualmente se asocia a la idea de *motivar a alguien*. Y casi automáticamente se piensa en esos animadores y conferenciantes mediáticos, capaces de recitar frases y ejemplos inspiradores. O en los líderes de equipos deportivos, que saben cómo reforzar la cohesión del grupo y sacar lo mejor de cada componente del mismo. Pero ese tipo de motivación no es la realmente valiosa e interesante en nuestro caso, ya que suele ser volátil y *extrínseca*, es decir, mantenida a duras penas mediante impulsores externos, *zanahorias* o recompensas estratégicamente colocadas a modo de cebo. Además, suele estar asociada al efecto "barrita energética", porque emociona en el momento, pero se diluye hasta la nada pasado un tiempo.

En la vida real, en el día a día, la motivación más útil y duradera es un concepto más interno, que surge de uno mismo. Que impulsa a hacer cosas "*porque quiero*" en lugar de porque "*me animan o me empujan a hacerlo*". Los expertos denominan a esta situación *motivación intrínseca*. Y para conseguir que exista no hay que poner zanahorias, ni dar compensaciones, ni lavar el cerebro a nadie. La única forma eficaz de conseguirla es creando el entorno y el contexto adecuados para que florezca por sí misma

La sociología y la psicología tienen bastante bien caracterizadas estas condiciones desde hace tiempo, lo cual no significa que sean sencillas ni fáciles de alcanzar. Una de las ramas que con mayor eficiencia y espíritu de aplicación práctica las ha investigado es la psicología industrial, una disciplina orientada a conocer (e intentar transformar) el comportamiento humano en el ámbito de las empresas. La razón es simple y evidente: es importante saber cómo conseguir personas motivadas, para que aporten más valor a la empresa y a los clientes y permitan ganar más dinero. En efecto, a las empresas (y a los empresarios) les interesan las personas motivadas porque desde hace mucho se sabe que conseguirlo está directamente relacionado con más productividad, más creatividad, más compromiso y mejores resultados. Que finalmente redunda en mayores beneficios.

Por todo ello, desde hace décadas infinidad de autores han aportado un amplio conocimiento y gran cantidad de perspectivas diferentes sobre la motivación humana en un entorno empresarial. Las publicaciones son casi infinitas, tanto en libros como en revistas especializadas, entre las que no faltan los oportunistas, pseudociencia y vendedores de milagros, por lo que es necesario andar con precaución y separar el grano de la paja. Afortunadamente, ya hay expertos que han hecho este trabajo y las propuestas más interesantes giran en torno a la *teoría de la autodeterminación*, un enfoque que se desarrolló en la década de los 70, centrado en potenciar la autonomía de las personas, reduciendo el control externo y aumentando las opciones y la capacidad para la toma de decisiones, cuya utilidad se ha corroborado por una buena cantidad de estudios e investigaciones. Y de aplicaciones reales y eficaces en varios ámbitos, como la educación, la enseñanza o la búsqueda de empleo.

Aunque se pueden encontrar diversas definiciones o planteamientos dependiendo de los autores (y de su necesidad de "vender" teorías novedosas o supuestamente revolucionarias), podríamos condensar los factores fundamentales de la motivación intrínseca en cinco ideas clave:

1. Minimizar los factores de desmotivación

2. Conseguir la autonomía

3. Buscar la excelencia

4. Relaciones

5. Guiarse por un gran propósito

Veámoslas, una a una.

1. Minimizar los factores de desmotivación

Aunque podría sonar bastante obvio e incluso redundante, para lograr la motivación es importante conseguir previamente hacer desaparecer los factores de desmotivación. Hay que aclarar que la eliminación de estos factores no nos asegura la motivación, pero su mera presencia es un obstáculo que con elevada probabilidad nos impedirá conseguirlo. Es decir, la lucha contra estos *elementos tóxicos* podríamos considerarla como una labor higiénica, una tarea previa que hay que hacer para, posteriormente, abordar con más posibilidades de éxito estrategias de motivación.

En el mundo empresarial los factores higiénicos suelen ser el salario, la organización o las instalaciones, por poner algunos ejemplos. Son todas ellas cuestiones importantes, que si no se cuidan de forma especial pueden impedir que los trabajadores estén satisfechos. Pero los expertos han comprobado en multitud de ocasiones que ganar mucho dinero o unas instalaciones muy lujosas no son factores motivadores por sí mismos. El hecho de mantenerlos a un nivel adecuado es tan solo una medida preventiva, higiénica, importante, algo necesario... pero no suficiente.

En el caso de un proceso de cambio de hábitos dirigido a conseguir una mejor salud, los factores desmotivadores son también bastante conocidos y habituales. De hecho, ya hemos hablado de ellos en páginas anteriores, al mencionar algunas de las situaciones problemáticas de un entorno obesogénico. Aunque cada persona debería identificar los suyos, pensando en qué situaciones tiene mayor riesgo de *autoboicotear* sus buenos propósitos (normalmente relacionadas con situaciones de estrés o de tensión emocional), esta podría ser una pequeña lista orientativa:

- Hábitos que desajustan el metabolismo (falta de sueño, sedentarismo, falta de luz solar, sobremedicación, tabaquismo, alcoholismo...)

- Situaciones de estrés que impulsan a alimentación emocional y compulsiva (presión laboral, falta de tiempo, problemas económicos, tensión en relaciones personales...)

- Accesibilidad a comida no saludable (celebraciones desmesuradas, compra en supermercados, despensa inadecuada y excesiva, malas influencias durante la comida...)

- Dieta poco satisfactoria (hambre, escasa palatabilidad, comidas apresuradas...)

Evidentemente, no hay recetas mágicas para la resolución de cada una de estas situaciones, pero convendría sentarse a pensar en cada una de ellas y buscar estrategias para poder evitarlas, minimizarlas o reorientarlas, porque podrían tener la capacidad de darle un pequeño disgusto. Pero es importante aclarar que no hay que obsesionarse, no conviene dramatizar ni llegar a posiciones demasiado radicales, sabiendo que estas cosas a veces ocurren. Hay que trabajar por reducir su presencia y su poder, gestionándolas con normalidad y sentido común. El decálogo propuesto en el capítulo "*Reajustando el termostato*" puede ser una buena forma de empezar, así que le animo a volver a leerlo y a personalizar su propia lista de factores de desmotivación más habituales. Y a empezar a reflexionar sobre cómo puede dar respuesta a cada uno de ellos.

Por otro lado, hay otra variable nociva que puede generar barreras y dificultar un contexto de motivación. Es un factor especialmente poderoso, porque nace de nuestro propio cerebro, de la misma esencia de la que precisamente debería surgir la motivación. Me refiero a las creencias negativas, a aquellos prejuicios e ideas de las que estamos profundamente convencidos, normalmente a causa de experiencias previas poco satisfactorias y que consideramos fracasos.

Las creencias negativas podrían resumirse con tres tipos de pensamientos:

1. "Nada funciona."

2. "No tengo la suficiente fuerza de voluntad."

3. "No sé lo necesario."

Estos pensamientos están muy arraigados y se alimentan de nuestra pelea continua e inconsciente contra la disonancia cognitiva; se defienden con uñas y dientes ante la posibilidad de nuevas ideas y posibilidades, ya que nos resultan muy útiles para justificar o argumentar el no haber podido conseguir el éxito con anterioridad. Sin embargo la realidad es que su efecto es paralizante, no nos permiten ser objetivos, empujándonos a rechazar la mayoría de las nuevas propuestas.

El tercero, el relacionado con los conocimientos y la competencia, lo abordaremos un poco más adelante, al hablar de la autonomía y la excelencia. Los otros dos, el escepticismo global y el sentimiento de falta de fuerza de voluntad, solo hay una forma de atenuarlos: interiorizando realmente la complejidad del problema de la obesidad, asimilando que hay muchos más factores además de la responsabilidad personal y confiando en nuestra capacidad y en la de los expertos y la ciencia para, poco a poco, ir encontrando salidas y soluciones. Todo lo que hemos ido aprendiendo en este sentido a lo largo del libro puede ser una buena referencia para conseguirlo y podría reforzarse con la lectura y estudio de literatura específica (libros y estudios) relacionados con cada pensamiento, así como con dinámicas y actividades diseñadas y pilotadas por personal sanitario especializado, tales como entrevistas motivacionales, dinámicas de grupo, etc.

Por ejemplo, para *desmontar* el pensamiento desmotivador del tipo "*Nada funciona*" se podrían trabajar los siguientes enfoques:

- Conocimiento de lo que realmente está probado que no funciona: mitos y errores históricos en relación con el peso corporal y el adelgazamiento, así como sus orígenes.

- Enumeración de pruebas y argumentos concretos (experiencias previas, información...), por los que se tiene una postura excesivamente escéptica. Análisis de su solidez y de cuáles serían las pruebas necesarias para revertir la situación.

- Conocimiento y análisis de intervenciones concretas y rigurosas con resultados positivos (aunque sean parciales), como por ejemplo, en estudios e investigaciones.

- Casos y testimonios positivos y con resultados prometedores, aunque realistas, preferiblemente cercanos y con los que se pueda empatizar.

Por otro lado, para intentar *diluir* la idea de que no se dispone de suficiente fuerza de voluntad, podría profundizarse en lo siguiente:

- Análisis y diferenciación de los conceptos *esfuerzo, prioridad, deseo y motivación* y de las variables que influyen sobre los mismos.

- Análisis lógico y valoración de otras actividades que se realizan habitualmente y que requieren gran esfuerzo (trabajo, estudios, hogar...). ¿Por qué las hacemos?

- Análisis de las actividades con las que se disfruta y que requieren de mucho tiempo y teóricamente también esfuerzo: familia, aficiones... ¿por qué las hacemos?

De cualquier forma, aunque los pensamientos desmotivadores se irán debilitando gracias a los enfoques para la motivación que veremos a continuación, conviene ser consciente de su existencia, aceptar que son ideas previas de gran influencia en nuestros razonamientos y conocer los pilares sobre los que se sustentan. Así podremos trabajar y plantear iniciativas y recopilar datos y evidencias que puedan ir minando su solidez.

2. Conseguir autonomía

Bien, sigamos avanzando. Si llegamos a un entorno en el que los factores anteriores de desmotivación están bajo cierto control (un control razonable, porque recuerde, la perfección no existe), es momento de empezar a desarrollar el contexto en el que realmente podremos cultivar la motivación intrínseca. Y vamos a empezar con la autonomía, ya que la citada *teoría de la autodeterminación* tiene como axioma principal que la motivación *ideal* no es otra cosa que conseguir que las personas sientan el deseo de hacer algo por iniciativa propia. Lo cual se logra mediante dos enfoques clave: Autonomía y competencia.

Para las personas que trabajan en una empresa la autonomía se materializa teniendo capacidad para tomar decisiones, soportada por poder gestionar recursos. Por lo tanto, hay que asegurarse de que aquellos que se desea que sean autónomos, es decir, que tomen decisiones, dispongan de dos tipos de recursos: El conocimiento integral para hacerlo (competencia), y los recursos para abordar las acciones que derivarán de la decisión. Criterio y medios. Mente y músculo. Por lo tanto, desde el punto de vista del superior o jefe, si se desea conseguir que los empleados se sientan autónomos, se les debe transmitir confianza y libertad (respetando las decisiones que tomen por sí mismos) y aportar respaldo (facilitando capacitación, formación, ayuda y recursos, en cualquier ámbito y cuando lo necesiten).

Si volvemos a nuestra perspectiva sanitaria, los principios son análogos a los empresariales. Para que una persona esté suficientemente motivada a seguir un estilo de vida saludable y esté dispuesta a abordar importantes cambios en sus hábitos, todo con una perspectiva de mantenimiento y estabilidad a largo plazo, debe sentirse capaz de diseñar por su cuenta la estrategia y definir los pasos para conseguirlo. Por lo tanto, los profesionales sanitarios deberían orientarse en este sentido, minimizando el exceso de control, la actitud paternalista y las instrucciones demasiado concretas, dedicándose principalmente a desarrollar esa percepción: el sentirse una persona autónoma.

Pero hay que tener cuidado, porque se debe respetar un punto de equilibrio, ya que la línea divisoria entre la autonomía y el desamparo puede ser difusa; si la persona se siente abandonada, se reforzarán los pensamientos desmotivadores que acabamos de ver. Y el miedo, la parálisis y la impotencia ganarán terreno.

¿Cuál sería la aplicación práctica de estos conceptos cuando hablamos del tratamiento de la obesidad y de la implantación de unos hábitos de vida saludables? ¿Cómo se puede conseguir que una persona se sienta competente y autónoma para conseguirlo?

Insisto en la idea principal: tanto la competencia como la autonomía se lograrán cuando la persona perciba que puede controlar sus iniciativas y avances, que es capaz de entender el problema y que puede definir y desplegar los *qués* y los *cómos* para afrontarlo.

Pues bien, habría que trabajar en profundidad sus conocimientos respecto a tres cuestiones: Las razones primarias y reales del sobrepeso, los principios básicos para combatirlo y la aplicación práctica de todo ello, incluida su lógica.

El primer aspecto, las razones del sobrepeso las hemos ido conociendo a lo largo del libro. Lo ideal sería disponer de diversos recursos para educar en ello.

El segundo, los principios básicos para *el combate*, podrían resumirse mediante los diez principios o directrices básicas que hemos tratado en el capítulo *"Reajustando el termostato"* y que le recuerdo a continuación:

1. *Ayudar al hipotálamo y a los sensores digestivos para que puedan hacer bien su trabajo*

2. *Mantener los niveles de glucosa e insulina bajo control*

3. *Prevenir la resistencia a la leptina y las concentraciones elevadas crónicas de esta hormona*

4. *Evitar la inflamación crónica o sistémica*

5. *"Recalibrar" el circuito de recompensa*

6. *No alterar gravemente los ritmos circadianos*

7. *Cuidar la microbiota*

8. *Ser escéptico y crítico con el marketing alimentario*

9. *Minimizar el estrés*

10. *Moverse y hacer ejercicio*

Con esta lista en mente, podríamos definir la autonomía como la capacidad para entender en profundidad lo que hay detrás de cada uno de estos diez principios

Y el tercer aspecto, la capacidad para poder establecer metodologías y su aplicación práctica concreta, haría referencia al diseño de los cambios de comportamientos y hábitos necesarios para llevar a la práctica todas estas directrices. Y aquí es donde el apoyo experto y multidiscilplinar es muy importante.

No le quiero engañar; lo cierto es que la consecución de todo esto conlleva no pocas dificultades. El fenómeno de la obesidad es tan complicado y los factores que la provocan son tan complejos e incomprendidos, que las sensaciones más habituales no tienen mucho que ver con la autonomía. Más bien se asocian al desconocimiento, al descontrol y a la incapacidad para saber por dónde empezar. Basta con pensar, a modo de ejemplo, en los numerosísimos nuevos productos alimenticios, tan diversos como misteriosos desde el punto de vista de la salud. Si nos cuesta elegir con cierta seguridad algo tan simple y concreto como el cereal de desayuno más saludable, ¿cómo vamos a ser capaces de responder adecuadamente a todo lo demás?

Pero no es tarea imposible, ni mucho menos. Como todos los procesos de educación y aprendizaje sobre aspectos complejos, será necesario dedicar una buena cantidad de tiempo y una buena dosis de rigor, apoyándose en evidencias sólidas y en los mejores expertos. Utilizando técnicas y enfoques educativos avanzados orientados a fomentar el aprendizaje autónomo y a la toma de decisiones.

Por ejemplo, desde una perspectiva transversal a las diez directrices, se podría plantear la educación y reflexión sobre los siguientes contenidos (insisto en que preferiblemente pilotados por un grupo de profesionales multidisciplinar):

- Identificación y características de los diferentes tipos de alimentos y sus componentes, sobre todo en función de su grado de procesamiento, su digestibilidad y de su impacto metabólico y fisiológico (especialmente en hormonas como la insulina o la leptina, en la microbiota y en la inflamación). Literatura específica, uso de bases de datos, lectura de etiquetas, etc.

- Conocimiento y dominio del manejo de los productos frescos, su preparación y valoración: ingredientes, procesos de cocinado, recetas modelo, técnicas de cata, etc.

- Identificación de hábitos y agentes externos que alteran negativamente el sistema de control metabólico, y conocimiento de sus mecanismos: Horas de sueño, falta de exposición a la luz solar, exceso de iluminación interior, ambientes excesivamente calurosos, etc. Enfoques para minimizarlos.

- Aprender a distinguir las fuentes de información sanitaria fiable y rigurosa de la información basura y del marketing. Conocer y analizar ejemplos.

- Conocer técnicas para el control del estrés y la ansiedad y para organizar el tiempo, planificación de tareas, definición de prioridades, etc., que ayuden a reservar tiempo para el ocio, la familia, la relajación y la meditación.

- Conocer los principios de la actividad física, el ejercicio y el deporte, conocer las diferentes modalidades y tendencias, las directrices detalladas para practicarlo y sus ventajas e inconvenientes. Practicar y probar diversos deportes, buscando aquel que nos resulte más divertido, retador o satisfactorio.

Evidentemente, la autonomía no se consigue de un día para otro. No es un hecho puntual, es un proceso, de duración muy variable para cada persona y en general bastante largo. Así que habrá que ir chequeando el grado de avance y evaluando el sentimiento de autonomía y competencia, consultando a la propia persona afectada.

Por ejemplo, se podría preguntar por indicadores que reflejen el grado de motivación intrínseca, tales como el interés, la satisfacción o el disfrute. O por las sensaciones de control o de "autorregulación" que se tienen respecto a los nuevos hábitos. Y, en función de los resultados del chequeo, habrá que ir ajustando las acciones de educación y aprendizaje.

A modo de ejemplo de *cuestionario de chequeo*, a continuación se presentan una serie de afirmaciones sencillas respecto a la autorregulación percibida para una competencia muy concreta, "*diseñar dieta basada en alimentos frescos*". La persona tratada podría puntuar cada afirmación de 1 a 7, siendo el 1 "*totalmente en desacuerdo*" y el 7 "*totalmente de acuerdo*":

1. Domino el proceso de selección y combinación de ingredientes frescos para conseguir el acabado más adecuado de un plato.

2. Domino el proceso de guisado y la utilización del horno.

3. Sé elaborar un plato sabroso con la mayoría de hortalizas que pueda encontrar en el supermercado.

4. Sé elaborar un plato sabroso con la mayoría de carnes de ave que pueda encontrar en el supermercado.

5. Sé elaborar un plato sabroso con la mayoría de carnes rojas (mamífero) que pueda encontrar en el supermercado.

6. Sé elaborar un plato sabroso con la mayoría de pescados que pueda encontrar en el supermercado.

7. Sé elaborar un postre o merienda sabrosa y atractiva con la mayoría de frutas que pueda encontrar en el supermercado.

Y otro ejemplo de cuestionario podría ser evaluación de indicadores de motivación como el placer y la satisfacción para el mismo hábito, el seguir una dieta basada en alimentos frescos (también se podría puntuar en una escala de 1 a 7, en función de lo de acuerdo que se esté con cada una de las afirmaciones):

1. Como alimentos frescos porque si no me regañan.

2. Como alimentos frescos porque se supone que es lo que debo hacer.

3. Como alimentos frescos porque si no me sentiré culpable.

4. Como alimentos frescos porque es importante comer saludable.

5. Como alimentos frescos porque disfruto preparándolos.

6. Como alimentos frescos porque disfruto comiéndolos.

En este caso si se obtienen puntuaciones elevadas en las últimas afirmaciones, indicarán que existe un mayor grado de autonomía y de posibilidades de motivación intrínseca.

Pero estos no son más que ejemplos muy sencillos y que únicamente pretenden ser ilustrativos. Existe una buena cantidad de cuestionarios de todo tipo desarrollados por expertos en la teoría de la autodeterminación, fácilmente localizables por internet, que podrían servir de inspiración o guía para elaborar nuevos, relacionados con la alimentación u otros hábitos.

En definitiva, en el camino de la consecución de la autonomía y la competencia, la labor del profesional no es la de dar soluciones demasiado concretas ni la de facilitar recetas muy personalizadas. Lo que realmente debe aportar es, por un lado, educación y una base de conocimiento sólida, que clarifique las opciones disponibles para la toma de decisiones. Y, por otro, un soporte amplio de principios metodológicos, que permita llevar a la práctica los posibles cambios de hábitos. Solo así colaborará eficazmente en conseguir que la persona se sienta genuinamente motivada.

3. Buscar la excelencia

El siguiente factor para conseguir la motivación también está relacionado con el conocimiento y la competencia, como lo estaba la autonomía. Pero en este caso no nos vamos a referir a tener unos conocimientos generales y suficientes para reducir el temor y sentirnos seguros para tomar decisiones. Hablaremos de algo mucho más extraordinario, superior, excelente.

¿Tiene usted alguna afición? Si la respuesta es afirmativa, permítame hacerle otra pregunta: ¿Por qué le gusta practicarla? La respuesta a esta segunda cuestión no suele ser tan inmediata, pero si indaga un poco en su interior, puede que sea *"porque se me da bien"* o *"porque es un tema que soy un experto"*. Y ahora, me atreveré a hacerle una tercera: ¿No se ha arrepentido en alguna ocasión de haber abandonado algo que se le daba especialmente bien cuando era niño? Y termino con una cuarta: ¿cómo se siente cuando alguien le dice *"¡qué bien se te da esto!"*, fenomenal, ¿verdad?

En efecto, el dominar de forma excepcional algo es un factor que nos motiva poderosamente. Todos deseamos sentirnos un poco especiales y el hecho de que nos reconozcan como muy buenos haciendo alguna cosa concreta es un mecanismo muy valorado para ello.

Lo cierto es que la excelencia es un fenómeno ampliamente investigado en psicología y cuyos principios básicos son relativamente sencillos: la identificación de "ser bueno en algo" nos empuja a practicar esa actividad con mayor frecuencia, lo que nos permite hacerlo cada vez mejor y entrar en un *círculo virtuos*o, que si se perpetúa en el tiempo y se acompaña de la debida constancia, nos permite llegar a un estado en el que nuestra maestría es además algo intuitivo, natural, espontáneo y con relativamente poco esfuerzo.

Imagino lo que estará pensando en este momento: *¿Yo excelente? ¿Excepcional? ¡Si soy de lo más normal!*

No sea tan duro consigo mismo, los estudios no le dan razones para ello. Personalmente, he comprobado cómo todas las personas que he conocido en mi vida tienen algún don especial, alguna virtud, habilidad, capacidad, en la que rápidamente destacan cuando la cultivan un poco. Además, tampoco se trata de ser "el mejor del mundo", normalmente basta con conseguir cierta trascendencia en nuestro entorno y entre gente cercana.

Pero claro, es importante buscar oportunidades para encontrar esas cosas en las que podemos llegar a ser excelentes. Si no exploramos e intentamos conocer cosas nuevas, las probabilidades de encontrar nuestra habilidad especial disminuyen significativamente.

En la práctica, la mejor forma de buscar la excelencia es haciendo lo mismo que se recomendaba en la autonomía: aprendiendo. Si se trabaja adecuadamente, se desarrollarán todas las capacidades mediante la educación y el conocimiento. Y es muy probable que en ese camino, sin ni siquiera planearlo, se caiga en el placer de sentirse excepcional en algo. Y, en ese caso, será fácil entrar en el mencionado *círculo virtuoso* de la excelencia; se le dedicará tiempo, mucho tiempo, se disfrutará haciéndolo y cada vez se realizará mejor, aumentando el dominio.

Es importante dejar claro que aunque hablamos de capacitación, una cosa son los conocimientos generales que nos ayudan a tomar mejores decisiones y otra aquello que nos gusta especialmente y en lo que podemos destacar de forma notable. Ambas cosas son importantes, pero es mejor tener claro que no son lo mismo. La primera está relacionada con la autonomía, la segunda con la excelencia. Aprender a cocinar es importante, pero conseguir que amigos y familiares nos consideren excelentes cocineros preparando ciertos platos concretos (y nos animen participar en algún concurso) es otra cosa. Hacer ejercicio es necesario, pero lograr resultados excepcionales entre los vecinos o amigos en algún deporte o ganar alguna competición es especialmente ilusionante. Charlar y compartir con amigos es agradable, pero escribir un blog y comprobar que lo siguen y leen puntualmente miles de personas engancha profundamente.

En definitiva, si este gran proceso de cambio se aborda sin obsesionarse y de forma constructiva, es probable que casi sin querer, nos tropecemos con algo muy atrayente y que se nos dé especialmente bien. Una vez encontrado, es importante no dejar *pasar el tren* y aprovechar la oportunidad; basta con dejarnos llevar por el entusiasmo y disfrutar, entrando en el círculo virtuoso y avanzando hacia la excelencia, consiguiendo como efecto secundario un aumento notable de nuestra autovaloración personal. Que dará como resultado una poderosa motivación por continuar con el proyecto de cambio.

4. Relaciones

Los seres humanos estamos genéticamente programados para relacionarnos y ser sociales. Nuestra fisiología y metabolismo no difiere demasiado de la de otros seres vivos, pero nuestro universo relacional es infinitamente más complejo que el del resto de las especies. La superioridad cognitiva de nuestro cerebro, la sofisticación del lenguaje y el desarrollo de sociedades complejas son un fiel reflejo de los sofisticados recursos y mecanismos de los que nos ha dotado la naturaleza para añadir casi infinitos matices a la forma en la que interactuamos con nuestro congéneres.

Desde el punto de vista de la motivación, tenemos una gran predisposición a formar enlaces interpersonales y a sentirnos bien cuando lo conseguimos. Estos enlaces se estructuran a diferentes niveles, algunos de forma estrecha, como las relaciones de pareja y los amigos más íntimos, y otros de forma más superficial, como los contactos esporádicos o la pertenencia a un grupo o colectivo. Los estudios psicológicos han mostrado que la construcción de esta red social pretende dos cosas: por un lado sentirse apoyado y comprendido y por otro sentirse seguro y protegido. Aunque en la práctica las posibilidades y modalidades para dar respuesta a estas dos necesidades son muchas, en general la primera suele estar asociada a relaciones sobre todo personales y la segunda a relaciones más grupales y colectivas.

De acuerdo a la teoría de la autodeterminación, el hecho de percibir que las personas de nuestro entorno son capaces de garantizar ambas necesidades es un factor relevante para la motivación. Y las actividades asociadas a la creación y refuerzo de las relaciones con estas personas también resultan especialmente motivadoras.

Desde nuestra perspectiva sanitaria y de cambio de hábitos, se trataría de intentar introducir esta variable, la relacional, en buena parte de los procesos de cambio y en los propios nuevos hábitos. Tanto en su perspectiva más "tribal" como en la íntima y personal.

Las nuevas tecnologías ofrecen multitud de medios y recursos para facilitar todas estas interconexiones, pero el contacto directo y *cara a cara* sigue siendo la modalidad para la que estamos *diseñados* y que más intensamente nos impacta.

A continuación le enumero unos cuantos ejemplos de iniciativas relacionales que pueden aumentar su motivación intrínseca por nuevos hábitos saludables:

- Procesos de aprendizaje en grupo, con personas con necesidades de conocimiento parecidas.

- Pertenencia a grupos que practican actividades: Club de montaña, equipo deportivo, club gastronómico, club de lectura...

- Compra de alimentos compartida con persona con preocupaciones comunes (pareja, amigo...)

- Comidas en grupos con hábitos alimentarios saludables y evitando las influencias desalineadas con las nuevas directrices.

- Espacios digitales (foros, webs, blogs, redes sociales...) temáticos (recetas, deportes...), en los que se puedan compartir experiencias e ideas.

- Profesional de apoyo especializado (sanitario, psicólogo, coach...) orientado al fortalecimiento de la autonomía y que también muestre habilidades sociales: empatía, comprensión, escucha activa...

Al igual que en el apartado anterior, también en este caso es importante chequear periódicamente las necesidades relacionales y comprobar hasta qué punto estas actividades se valoran y aportan satisfacción.

5. Guiarse por un gran propósito

El último factor para conseguir motivación verdadera y duradera, el *propósito*, hace referencia a la pregunta más sencilla, poderosa y profunda que podríamos hacernos sobre cualquier tema. *"Y todo esto ¿para qué?"* Es decir, ¿cuál es la razón de todo y cuál es el fin último?

O dicho de otra forma, y con una visión más global *"¿cuál es mi propósito en la vida?"*

Como es probable que esto les parezca demasiado filosófico y genérico, permítanme utilizar de nuevo una analogía.

La mayor parte de nosotros actuamos a lo largo de nuestra vida como marineros, desarrollando nuestras tareas y obligaciones mientras vamos navegando en nuestro barco. Nos levantamos, nos preparamos, desayunamos, limpiamos la cubierta, arriamos las velas, remamos si no hay viento, hacemos reparaciones. Quizás nos relacionamos con nuestros compañeros y, cuando el sol cae tras el horizonte y llega la oscuridad, nos retiramos a descansar. Día tras día. Mes tras mes. Año tras año. Y si en algún momento nos preguntáramos *"¿qué he hecho hoy?"*, responderíamos *"navegar"*. Es lógico, somos navegantes, somos marineros. Nos dejamos llevar por la corriente del día a día, nos levantamos, trabajamos, cumplimos nuestras obligaciones, algunas con cierto interés y relacionándonos con familiares y amigos y finalmente descansamos. Y el ciclo se repite una y otra vez. Estamos navegando.

Pero ¿a dónde va nuestro barco? ¿Cuál es su rumbo? ¿Para qué navegamos?

Las personas que, súbitamente, deciden hacer cambios radicales en su vida, con frecuencia han tenido alguna experiencia excepcional que les ha hecho profundizar en esta pregunta. A veces han corrido un enorme peligro. O incluso han estado en grave riesgo de morir. Cuando se encuentran en esta situación, se dan cuenta de que su existencia, tal y como la mantienen, no tiene un propósito. Simplemente navegan, dejándose llevar por la corriente.

Cuando somos muy niños, esta deriva podría ser entendible. Nuestro cerebro no tiene demasiada perspectiva de futuro y nuestro único pensamiento es guiarnos por nuestros instintos y hacer lo que nos gusta o nos hace sentirnos mejor. Pero según vamos creciendo, las cosas cambian poco a poco. Vamos haciendo planes, respecto a nuestra futura profesión, nuestra futura familia, nuestra futura forma de vida... ¡Así es, tenemos un propósito! Estamos diseñando y labrando nuestro porvenir, con más o menos precisión, con más o menos ambición. Quizás no lo hacemos de forma demasiado meditada ni estructurada, pero ahí está el puerto al que queremos llevar nuestro barco particular. Y durante bastantes años, lo mantenemos y perseguimos. Y cuando tenemos que tomar decisiones importantes, lo utilizamos como referencia.

Pero paradójicamente, con la madurez, este propósito suele desvanecerse. Quizás porque los problemas y las responsabilidades son cada día más y no nos dejan ni pensar en el futuro; casi nos basta con sobrevivir el presente. O tal vez porque nuestros planes a largo plazo se van cumpliendo, o se convierten en algo inalcanzable y renunciamos a ellos.

Y aquel propósito de nuestra juventud no se sustituye por otro, ni se vuelve a actualizar.

Las empresas más competitivas utilizan la visión o el propósito como un elemento guía fundamental. Consideran esencial el querer ir a algún sitio, *el* querer *ser algo*, el querer sentir algo. Porque eso da mucho más sentido a cada tarea, a cada objetivo, a cada proyecto.

Y a las personas nos pasa igual. Aquellos que realmente cambian y dirigen sus vidas, son los que visualizan y persiguen el futuro que desean. Y los estudios científicos confirman que esas personas son las que más felices y motivadas se sienten y de mejor salud gozan.

Tal vez usted se esté preguntando *¿y si no lo consigo? ¿Y si me obsesiono? ¿No acabaré infeliz y frustrado?*

Son buenas preguntas.

No debe confundir el tener una visión y un propósito en la vida con el perseguir un objetivo concreto de forma obsesiva. De hecho, si lo lleva al extremo, se le podría aplicar la popular frase de John Lennon: *"la vida es eso que pasa mientras hacemos otros planes"*.

Un objetivo ambicioso y retador puede dar sentido a nuestra existencia, pero hay muchas más cosas que también pueden hacerlo. Y dependen de cada uno, es una decisión absolutamente personal. Hay muchas formas de iniciar una reflexión sobre ello, pero considerando las experiencias más extremas, hay una especialmente eficaz, aunque también muy cruda. Piense que se va a morir dentro de poco. Pero piénselo de verdad, dedicándole un tiempo, poniéndose realmente en situación. Después de todo, solo hay una verdad absoluta, y es que todos nos vamos a morir algún día. Quizás usted o yo seamos de los que nos encontramos con ese momento antes de lo esperado. No quisiera ser aguafiestas, pero ocurre con frecuencia. Tampoco hay necesidad de autoengañarse, desgraciadamente es bastante más probable que nos suceda eso a que nos toque la lotería.

¡Espere! Comprendo que estas reflexiones puede que no sean de su agrado, pero antes de ceder a la tentación de saltarse este apartado, le ruego que intente *creérselo*, imagine que le quedan pocos días de vida, procure visualizar todos los detalles. Y después, hágase esta pregunta: ¿De qué se arrepentiría y que le gustaría hacer si le quedase poco tiempo entre los vivos?

También sobre esto hay información. La escritora Bronnie Ware, que ha trabajado con personas en cuidados paliativos, recopiló e identificó los cinco principales arrepentimientos de las personas que eran conscientes de que el momento de su fallecimiento estaba cercano. Y las respuestas fueron bastante coincidentes. Los dos primeros arrepentimientos fueron *"no haber vivido la vida que yo quería"* y *"haber trabajado demasiado"*

Permítame que se lo pregunte directamente: ¿Quiere que a usted le ocurra lo mismo? ¿No prefiere ser un poco más dueño de su vida y hacer cosas que le satisfagan, más allá de las que tiene que hacer por obligación?

Dejemos este ejercicio mental un poco radical y volvamos al tono optimista del libro. No quisiera que todas estas reflexiones le parezcan oscuras y pesimistas; cuando nos guiamos por un gran propósito, es mejor hacerlo desde una aproximación constructiva, positiva, ilusionante. Y si somos capaces de dar coherencia a nuestro día a día con ese propósito, no solo nos sentiremos motivados, también plenos y felices.

La metodología de tratamiento habitual de Alcohólicos Anónimos que hemos visto al hablar de las adicciones, *"los doce pasos"*, busca este factor de motivación mediante la espiritualidad, apoyándose en un ser superior, un Dios todopoderoso que da sentido a todo y que aporta las fuerzas necesarias para ello. Estamos muy acostumbrados a este enfoque religioso porque hemos convivido con él durante siglos y ha sido utilizado para dar sentido a la vida de millones de personas, sobre todo a aquellas que han tenido que sufrir muchas penas y dificultades. Pero, evidentemente, no es la única forma de hacerlo, ni mucho menos.

Su propósito debería ser fruto de las respuestas que usted encuentre a una serie de preguntas fundamentales: ¿Qué le gustaría conseguir en su vida, siendo realista? ¿Qué (y quiénes) le hacen realmente feliz? ¿Con qué (y con quiénes) disfruta de verdad? ¿Cuáles han sido los mejores momentos que recuerda? ¿Con quién estaba? ¿De qué no quiere arrepentirse cuando le quede poco?

Como puede observar, la consecución de la felicidad es un eje fundamental en la búsqueda de un propósito y es probable que sea una cuestión menos compleja de lo que parece, al menos desde una perspectiva neurológica. Los científicos han observado que la felicidad global es mayor cuanto más momentos puntuales de felicidad se perciban, así que han trabajado en intentar identificar y caracterizar esos momentos, analizando cuáles son. Por ejemplo, un estudio publicó los resultados de una investigación dirigida a encontrar un modelo matemático que fuera capaz de predecir la felicidad. Para ello los expertos visualizaron mediante resonancia magnética funcional el cerebro de un grupo de personas mientras se creaban diversas situaciones y simulaciones, hasta encontrar aquellas que les hacían sentirse felices. Con esos datos crearon una fórmula matemática capaz de predecir el nivel de felicidad de una gran cantidad de personas con sorprendente precisión:

$$\text{Happiness}\left(t\right) = w_0 + w_1 \sum_{j=1}^{t} \gamma^{t-j} CR_j + w_2 \sum_{j=1}^{t} \gamma^{t-j} EV_j + w_3 \sum_{j=1}^{t} \gamma^{t-j} RPE_j,$$

De este conjunto de símbolos puede deducirse que la felicidad depende, además del número de eventos puntuales de felicidad y de la cercanía en el tiempo de los mismos, de algo muy importante: De la diferencia entre la recompensa recibida y de las expectativas que teníamos de la misma.

En la práctica, este trabajo nos hace pensar que las personas nos sentimos felices cuando la realidad supera a las expectativas que tenemos. Así que es recomendable crear esa dinámica de ponerse expectativas, razonables y realistas, pero también un poco retadoras, con pequeños objetivos, pequeños propósitos, pequeñas "victorias" diarias, haciendo las cosas por alguna razón. Eso hará que nuestras neuronas segreguen dopamina cada vez que conseguimos algo, el neurotransmisor que también nos impulsa a buscar comida y a actuar. O, dicho de otra forma, que nos motiva y moviliza en la consecución de un objetivo.

Bien, ¿y cómo encaja nuestro proyecto de mejora de la salud y de lucha contra el sobrepeso en todas estas reflexiones sobre el propósito y la motivación? Yo creo que es bastante evidente. Si usted quiere adelgazar para ponerse un pantalón con dos tallas menos, para lucir mejor en la playa, para verse mejor en el espejo o para gustar un poco más a su pareja, puede que no consiga la suficiente motivación para cambiar muchos de sus hábitos de vida y conseguirlo. Por el contrario, si lo que quiere es tener una vida satisfactoria, sentir su cuerpo fuerte y saludable, lleno de fuerzas y de energía para poder abordar en buena situación sus sueños, sus proyectos, sus ilusiones, compartiendo largos años con sus familiares, la perspectiva cambia completamente. Y la motivación también. Ya no estará privándose de algunos alimentos, estará eligiendo los que más valor aportan a su cuerpo. Ya no estará esforzándose en el gimnasio, estará construyendo su nuevo cuerpo para su nueva vida.

Busque su gran propósito, dando sentido a su vida y encaje su proyecto de pérdida de peso en él. Ese es el mensaje fundamental de este quinto factor.

¿Y por dónde empiezo?

Siento decirle que no hay, o al menos yo no conozco, una receta o método universal para empezar a trabajar estos factores de motivación. Cada persona y cada situación son diferentes, así que deberá diseñar su propio plan, en función de sus inquietudes, prioridades y preferencias. El orden en el que los he ido presentando podría ser la secuencia de inicio de cada uno de ellos, pero el ritmo y la maduración de cada uno debería ser absolutamente personal.

Evidentemente, por definición, en primer lugar conviene tener muy en cuenta los factores higiénicos, ya que su mera existencia puede desbaratar en un santiamén un prometedor proceso de motivación intrínseca. Aunque es probable que sea imposible llegar a su desaparición total, es importante deshacerse de los *desmotivadores* más significativos, los que más poder tengan para boicotear nuestro autocontrol. Y, en la medida de lo posible, tener al resto relativamente minimizados.

Posteriormente creo que es interesante empezar por la autonomía, porque al tratarse sobre todo de educación y aprendizaje, es lo que más tiempo suele requerir. Además, como ya he explicado, mientras nos volvemos autónomos, nos capacitamos y aprendemos y es probable que encontremos nuestro *nicho* para conseguir la excelencia en algo.

Las relaciones pueden ser algo que se gestione en paralelo a todo lo anterior. Su presencia no es absolutamente necesaria, pero en la medida en la que se vaya extendiendo, acelerará y consolidará la motivación.

Y, desde ya mismo, se puede ir reflexionando sobre el gran propósito guía. Sin prisa, pero sin pausa. Sin plazos, pero con compromiso. Si se hace así, con constancia y perseverancia, casi sin darse cuenta, un día lo encontrará frente a usted, claro y diáfano, mostrándole el rumbo.

REFERENCIAS

Weight-loss maintenance for 10 years in the National Weight Control Registry (Thomas y otros, 2014)

Effective behavior change techniques in the prevention and management of childhood obesity (Martin y otros, 2013)

The Obesogenic Household: Factors Influencing Dietary Gatekeeper Satisfaction with Family Diet (2015)

One More Time, How Do You Motivate Employees? (Herzberg, 1968)

El hombre autorrealizado: Hacia una psicología del ser (Maslow, 1998)

Why Do People Fail to Adopt Environmental Protective Behaviors? Toward a Taxonomy of Environmental Amotivation (1999)

Self-Determination Theory and the Facilitation of Intrinsic Motivation, Social Development, and Well-Being (2000)

Self-regulation and the problem of human autonomy: does psychology need choice, self-determination, and will? (2006)

Facilitating health behaviour change and its maintenance: Interventions based on Self-Determination Theory (2008)

Motivation, self-determination, and long-term weight control (2012)

Motivational dynamics of eating regulation: a self-determination theory perspective (2012)

Using self-determination theory to promote physical activity and weight control: a randomized controlled trial in women (2010)

Self-Determination Theory as a Fundamental Theory of Close Relationships (2008)

La sorprendente verdad sobre lo que nos motiva (Pink, 2009)

Why Motivating People Doesn't Work . . . and What Does: The New Science of Leading, Energizing, and Engaging (Fowler, 2014)

The top five regrets of the dying (Ware, 2012)

On the relation between meaning in life and psychological well-being (Zika y otros, 1992)

Meaning in life: an important factor for the psychological well-being of chronically ill patients? (Dezutter y otros, 2013)

Purpose in life and use of preventive health care services (Kim y otros, 2014)

What makes a life good? (King y otros, 1998)

Theory-based psychosocial factors that discriminate between weight-loss success and failure over 6 months in women with morbid obesity receiving behavioral treatments (Annesi y otros, 2014)

A computational and neural model of momentary subjective well-being (Rutledge y otros, 2014)

3.4 PARA LOS QUE MANDAN

Hasta el momento todas las recomendaciones y consejos se han centrado en usted, querido lector. En una persona individual, alguien interesado en el tema de la obesidad o que podría estar afectado por el sobrepeso.

Pero la realidad es que la obesidad es mucho más que un problema individual. Como he repetido varias veces, en todos los países del mundo considerados "desarrollados" el sobrepeso de sus ciudadanos no para de crecer. Su calidad de vida se deteriora gravemente y los gastos médicos se disparan sin control, llegando a cifras que comprometen el resto de necesidades sanitarias. La mayor parte de ellos han lanzado numerosas campañas y acciones para intentar detener esta epidemia, pero ninguno ha conseguido resultados significativos. En el mejor de los casos, se ha llegado a desacelerar el proceso, poco más.

Así que nuestros gobernantes y expertos deben dejarse de medias tintas y considerar la obesidad en toda su dimensión, en toda su importancia. Según algunos cálculos, es responsable de efectos negativos sobre los habitantes de nuestro planeta equivalentes a los del tabaco o los conflictos armados. Pero los estudios y las experiencias ratifican que no es cuestión de falta de voluntad, que el culpabilizar a la gente y transmitir mensajes del tipo *"esfuérzate, es tu problema"* no sirven absolutamente para nada. Espero que la reciente consideración de la obesidad como una enfermedad sea un primer paso en esa dirección.

Si se quiere ser coherente con este planteamiento, estoy convencido de que no solo se deben dar recomendaciones y educación a los afectados, también es fundamental aportar ideas para reorientar las decisiones políticas que no funcionan o buscar otras más eficaces. Porque las batallas personales son claramente insuficientes para salir de una situación tan complicada y en la que se entrelazan fuerzas e intereses tan poderosos.

Por todo ello a continuación incluyo ocho directrices generales dirigidas a políticos, responsables sanitarios, gestores de recursos o cualquier otra figura autorizada a tomar decisiones sobre estrategias relacionadas con la salud de las personas, especialmente en lo que respecta al sobrepeso y la obesidad. Su objetivo no es más que el de dar orientaciones generales basadas en la evidencia, que después deberían concretarse y matizarse con especialistas y expertos en cada una de las materias:

1. Crear un conocimiento científico sólido sobre obesidad y alimentos y su efecto en la salud, actualizado y basado en la evidencia

Al no tener interés para las empresas farmacéuticas, la investigación sobre nutrición suele depender de financiación pública, lo cual tiene sus ventajas pero también sus inconvenientes: El primero de ellos es la limitación de recursos económicos, sobre todo en épocas de austeridad o en las que la opinión pública demanda otras prioridades. El segundo, la falta de eficiencia que suele estar asociada a la investigación pública, ya que existe el peligro de "acomodarse" en un contexto en el que predominan los estudios clínica y científicamente menos valiosos (los observacionales), con características y resultados muy similares y redundantes, frente a la escasez de estudios de intervención valiosos, mejor diseñados y orientados a obtener conclusiones prácticas.

Por lo tanto, los responsables deberían fomentar y proteger los recursos destinados a la investigación sobre estos temas e implementar mecanismos eficaces de control que aseguren la calidad y utilidad de estos trabajos. Haciendo especial hincapié en la capacitación, actualización y excelencia de los propios científicos que lideren estos proyectos.

2. Explorar nuevos tratamientos, basados en evidencia.

La investigación científica en este campo debería tener un objetivo principal: diseñar y probar nuevos tratamientos que sean eficaces. Llevamos décadas de enfoques basados en el simple equilibrio energético, repitiendo los mismos tratamientos: limitando la cantidad de los alimentos más calóricos y confiando en la responsabilidad personal para seguir estas directrices. Creo que ya es momento de reconocer que eso no funciona, dejar de dar cabezazos a la misma pared y ser innovador, buscando nuevos enfoques.

La incorporación de investigadores jóvenes y capacitados puede ayudar al abandono de antiguos dogmas y a la apertura a nuevas hipótesis de tratamiento o al aprendizaje de otras especialidades (como por ejemplo, aprendiendo de otras disciplinas como la adicción a sustancias).

3. Promover un enfoque multidisciplinar

Como ha quedado bastante claro a lo largo del libro, la obesidad es un fenómeno multifactorial y complejo, resultado de gran cantidad de variables derivadas de nuestra forma de vida actual y cuyo conocimiento profundo requiere de diversas disciplinas científicas, tanto la investigación como el desarrollo de nuevos tratamientos debería realizarse con equipos multidisciplinares: nutricionistas, médicos, psiquiatras, neurólogos, psicólogos, endocrinólogos, etc.

Entre todos podrán aglutinar el conocimiento necesario y serán capaces de hacer aflorar todos los enfoques posibles para la búsqueda de soluciones.

4. Educar en nutrición y salud de forma objetiva e independiente, y dedicando los recursos proporcionales a la relevancia del objetivo

Es totalmente intolerable que en el momento de escribir estas líneas todavía sea habitual el encontrar pirámides alimentarias que recomiendan como base de la alimentación humana los alimentos fabricados con carbohidratos refinados, cuando todas las evidencias indican que esa idea está absolutamente equivocada. Es totalmente incomprensible que desde buena parte del colectivo sanitario se siga demonizando con frecuencia a las grasas y el colesterol, responsabilizándoles en gran medida de las enfermedades cardiovasculares. Es absolutamente condenable que se permita a empresas alimentarias entrar a los colegios – con frecuencia utilizando dudosas fundaciones-tapadera - y se deje en su mano "educar" a los niños sobre alimentación, cuando todos sabemos que lo que realmente

244

buscan es vender sus productos. Es definitivamente inaceptable que las personas obesas tengan que sufrir un estigma social como lo sufrieron en el pasado los enfermos de tuberculosis o SIDA, incluso por parte de los profesionales sanitarios.

La educación sobre salud, alimentación y obesidad debe ser rigurosa, basada en la evidencia y realizada por profesionales debidamente cualificados. Y debe llegar a niños y adultos, a ciudadanos de a pie y a personal sanitario, en la medida en lo que cada uno lo necesite.

Es importante tener claro que "educar" no es sinónimo de "difundir" ni de "comunicar", no se trata de emitir un vídeo impactante (que los estudios indican que puede ser incluso contraproducente), editar un par de folletos y dar media docena de charlas. No se deben hacer paralelismos con campañas relacionadas con la reducción de accidentes de tráfico, aumento de la seguridad vial o la prevención del consumo de drogas, ya que son cosas muy diferentes. Además de que la eficacia de este tipo de campañas tampoco es demasiado significativa, todas ellas pretenden influir en un comportamiento relativamente simple, mediante un mensaje muy concreto: *"no corras"*, *"ponte el cinturón"*, *"no empieces a consumir drogas"*. Pero el sobrepeso no es resultado de algo que sucede en un momento dado, no es un fenómeno que se puede prevenir evitando un comportamiento único. Aunque a algunos no les guste, no se trata simplemente de balance energético, de comer menos y moverse más. Como hemos visto a lo largo del libro, es consecuencia de muchos factores acumulados a lo largo de años, con orígenes muy diversos. ¡Y para el que ni siquiera los mayores expertos mundiales, con programas específicos, son capaces de establecer un protocolo fiable que lo solucione y mantenga a largo plazo!

Creo que los psicólogos y pedagogos sabrían explicar muy bien a cualquier político que educar es mucho más que todo eso, que requiere de tiempo, recursos, constancia y esfuerzo. Y que no hay atajos para conseguir una ciudadanía capacitada y educada en buenos hábitos de vida y nutrición. No tiene ningún sentido que los niños dediquen a lo largo de su vida miles de horas a aprender sobre literatura, historia, matemáticas o idiomas y que la salud, los buenos hábitos de vida o la nutrición tengan una presencia anecdótica en la enseñanza obligatoria.

5. Tasar productos menos saludables y subvencionar los más saludables

Digan lo que digan los fabricantes, hay alimentos más saludables (que conviene comer con más frecuencia) y alimentos menos saludables (que conviene minimizar). Si se desea promover el consumo de los primeros y discriminar el de los segundos, es necesario que el dinero que se recauda de los bolsillos de los ciudadanos se administre de forma coherente con estos principios: gravando los productos menos saludables y subvencionando, en la medida en la que haya recursos, los que se asocian a una mejor salud y es necesario comer en mayor cantidad.

Ya hay experiencias positivas sobre el tema en varios países, por ejemplo aumentando los impuestos y el precio de bebidas azucaradas y reduciendo el del agua, que confirman reducciones significativas de consumo de las primeras y, en paralelo, aumento del consumo de la segunda, en tan solo unos pocos meses.

6. Aumentar el rigor de la reglamentación del marketing alimentario

Voy a volver a hacerle una pregunta que ya le hice al hablar de la alimentación hedónica: Sabiendo lo que ahora sabe, ¿cree usted que es razonable dejar que el sector de los alimentos se autorregule en función de las necesidades y expectativas que le vayan transmitiendo los clientes mediante sus hábitos de compra?

No quisiera transmitir la idea de que este sector es especialmente maligno, porque no es cierto. Las grandes empresas alimentarias aportan riqueza, puestos de trabajo y no hacen nada diferente respecto a otro tipo de empresas que se mueven en un modelo económico como el que tenemos. Pero creo que ha quedado bastante claro que la creación y venta de productos basándose sobre todo en los gustos y apetencias de los clientes y regulados únicamente mediante normativa de seguridad alimentaria no es suficiente para asegurar una alimentación saludable.

Por lo tanto, es absolutamente prioritario aportar rigor a la reglamentación que regula el marketing alimentario, ya que la publicidad inflada y engañosa campa a sus anchas. Y en este ámbito ese tipo de publicidad es especialmente peligrosa.

Sabiendo que la industria alimentaria de EE.UU gasta en marketing alimentario cientos de veces más que el Gobierno, la batalla es claramente desigual. Por lo tanto, en mi opinión se deben reducir drásticamente e incluso eliminar las posibilidades a los fabricantes de alimentos de realizar afirmaciones sobre posibles beneficios relacionados con la salud si se consumen sus productos. Probablemente la mejor opción sería que este tipo de campañas únicamente estuvieran permitidas a las entidades sanitarias oficiales.

Y, de cualquier forma, el marketing alimentario entre el público infantil debería prohibirse.

Evidentemente, es necesario que se aporten recursos legales y técnicos para asegurar el cumplimiento de todas estas nuevas directivas, estableciendo (o reforzando) los mecanismos de control pertinentes.

7. Fomentar el bienestar emocional y psicológico

No se puede aspirar a un cuerpo saludable sin una mente saludable. Como ha podido comprobar en este libro, la popular cita *"mens sana in corpore sano"* tiene una buena cantidad de evidencia científica detrás. Si gran parte de la sociedad está estresada, deprimida o es infeliz, es decir, no tiene una mínima salud mental, estamos ante una sociedad gravemente enferma.

Para dar respuesta a estos complicados retos, se deberían priorizar y diseñar planes que den respuesta a todas las necesidades psicosociales: educación a todos los niveles, apoyo para la gestión de las relaciones familiares y sociales, conciliación de la vida profesional y familiar, fomento de las actividades de ocio y tiempo libre…

8. Crear entornos saludables

Muchas ciudades modernas no han sido diseñadas para sus ciudadanos, sino para los automóviles o el comercio.

Siendo como es la actividad física intensa la mejor medicina preventiva para multitud de enfermedades crónicas y especialmente útil para una buena salud neurológica y cognitiva, es necesario reconstruir los modelos de pueblos y ciudades para que sus ciudadanos puedan pasar la mayor parte de su tiempo en un entorno saludable; es decir, que no tengan que convivir con la contaminación de fábricas o vehículos, que tengan facilidades para hacer deportes de todo tipo y sin coste, que puedan pasear e ir caminando a su trabajo o de compras y que puedan disfrutar de espacios verdes cercanos.

De forma especial, hay que cuidar estos aspectos con los más pequeños. Los estudios muestran que en un entorno natural y con hierba o en espacios preparados para juegos o deportes, los niños se mueven y desarrollan mucha más actividad física. Sin embargo, en áreas lisas y pavimentadas tienden a estar quietos y se vuelven más sedentarios.

Es necesario construir caminos y vías para peatones y bicicletas, que además de amigables sean prácticas, que realmente sirvan para desplazarse con comodidad a las áreas principales de actividad.

Hay que recuperar parques, ampliar espacios verdes, facilitar zonas para el juego y el deporte. Ofrecer a las personas y a las familias la posibilidad de disponer de opciones atractivas para disfrutar de su tiempo de ocio de una forma más activa y dinámica, menos centrada en el consumismo, las compras y el mero rendimiento comercial.

REFERENCIAS

Global, regional, and national prevalence of overweight and obesity in children and adults during 1980—2013: a systematic analysis for the Global Burden of Disease Study 2013 (Ng y otros, 2014)

Overcoming obesity: An initial economic analysis (McKinsey Global Institute, 2014)

Use of mass media campaigns to change health behavior (Wakefield y otros, 2010)

Stand-alone mass media campaigns to increase physical activity: a Community Guide updated review (Brown y otros, 2012)

Influence of price discounts and skill-building strategies on purchase and consumption of healthy food and beverages: outcomes of the Supermarket Healthy Eating for Life randomized controlled trial (2015)

Beverage purchases from stores in Mexico under the excise tax on sugar sweetened beverages: observational study (2016)

Assessing the potential effectiveness of food and beverage taxes and subsidies for improving public health: a systematic review of prices, demand and body weight outcomes (Powell y otros, 2013)

Effects of a price increase on purchases of sugar sweetened beverages. Results from a randomized controlled trial (Waterlander y otros, 2014)

Taxes on tobacco, alcohol and sugar sweetened beverages: Linkages and lessons learned (Blecher, 2015)

Access to excess: how do adolescents deal with unhealthy foods in their environment? (deVet y otros, 2014)

The relationship between built environments and physical activity: a systematic review (Ferdinand y otros, 2012)

A systematic review of built environment factors related to physical activity and obesity risk: implications for smart growth urban planning (Durand y otros, 2012)

The Role of Built Environments in Physical Activity, Obesity, and CVD (Sallis y otros, 2013)

Objectively measured differences in physical activity in five types of schoolyard area (Andersen y otros, 2015)

Association of Neighborhood Walkability With Change in Overweight, Obesity, and Diabetes (Creatore y otros, 2016)

UN CEREBRO ESPERANZADO

Espero que la lectura de este libro le haya sido útil para entender por qué se dice que la obesidad es un fenómeno muy complejo y difícil de resolver. Cuando el cerebro está involucrado en alguna cuestión, nunca acaba siendo sencilla.

Además, puede que también le haya servido para tener otra perspectiva sobre la obesidad, su origen, sus implicaciones sociales y sus posibles soluciones. Que deben enmarcarse en un contexto mucho más ambicioso que el manido "comer menos y moverse más".

Este tercer libro cierra un círculo en el que he querido incluir los conceptos científicos básicos relacionados con la obesidad y la nutrición, contados de forma que puedan resultar amenos para la población en general. Si usted es un interesado por el tema, espero que le hayan resultado accesibles y útiles. Si, por el contrario, es usted un especialista, un dietista, un psiquiatra, un neurólogo o un psicólogo, es probable que alguna de las partes de esta obra se le haya quedado corta, pero confío en que otras le hayan aportado conocimientos complementarios que puedan enriquecer sus puntos de vista y, sobre todo, despertar su interés por profundizar en algunos elementos con más rigor.

Y, sobre todo, espero que estos textos hayan despertado sus ganas por aprender, su gusto por la ciencia y su curiosidad por conocer un poco mejor la naturaleza y el mundo que nos rodea, lleno de cosas sorprendentes y maravillosas.

Y no quisiera finalizar sin dar las gracias a Gustavo Diaz, sin cuyas aportaciones el libro no habría sido el mismo.

SOBRE EL AUTOR

¡Muchas gracias por haber adquirido este libro! Si desea conocer mejor a un servidor, puede pasarse por alguno de mis blogs:

http://loquedicelacienciaparadelgazar.blogspot.com/
http://elcentinel.blogspot.com/

Si prefiere darme su opinión sobre el libro o simplemente contarme algo, puede contactar directamente al correo electrónico elblogdecentinel@gmail.com. También puede solicitar de forma totalmente gratuita infografías sobre alimentación saludable, adjuntando la confirmación de compra del libro.

Y estos son otros libros de divulgación que he publicado:

- **"Lo que dice la ciencia sobre comer saludable".** *Un resumen de la evidencia sobre alimentación y salud.*
- **"Lo que dice la ciencia para adelgazar"**; *Un libro para abandonar mitos y diseñar nuestra dieta ideal.*
- **"Lo que dice la ciencia sobre dietas, alimentación y salud"**; *75 preguntas y respuestas para apasionados y profesionales de la nutrición.*
- **"Lo que dice la ciencia sobre dietas, alimentación y salud, vol. 2"**; *Otras 40 preguntas y respuestas para apasionados y profesionales de la nutrición.*
- **"La guerra contra el sobrepeso"**; *¿Quién es responsable de la epidemia de obesidad?*
- **"El poder y la ciencia de la motivación"**; *Cómo cambiar su vida y vivir mejor gracias a la ciencia de la motivación.*

¡Muchas gracias de nuevo y hasta pronto!

Luis Jiménez.